GreTa

Grammatische Fähigkeiten einordnen – Therapieziele ableiten

Madeleine Güntheroth • Maike Gumpert

schubi

PraxisBuch

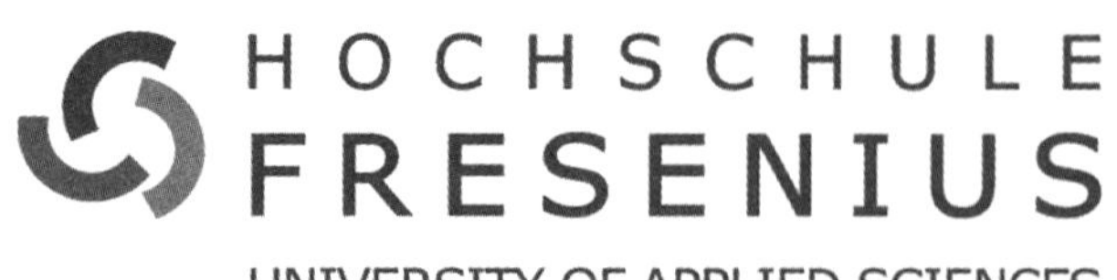

Dieses Material zur Therapiezielfindung ist in Kooperation mit der Hochschule Fresenius in Idstein im Rahmen der Masterarbeit von Frau Madeleine Güntheroth entstanden. Wir danken Madeleine Güntheroth, Gastdozentin an der Hochschule Fresenius, und Maike Gumpert, Wissenschaftliche Mitarbeiterin der Hochschule und Betreuerin der Abschlussarbeit für die gute Zusammenarbeit.

Mit der Bezeichnung ‚Sprachtherapeuten' werden in diesem Buch jegliche Berufsgruppen angesprochen, welche sich mit der Therapie von Kindern mit Dysgrammatismus beschäftigen. Aus Gründen der Lesbarkeit wird in der Mehrzahl von ‚Sprachtherapeuten' und in der Einzahl von ‚Sprachtherapeutin' gesprochen, wobei jeweils beide Geschlechter gemeint sind.

Coverfoto: © shutterstock 463798580/Maria Madrian

CH-8207 Schaffhausen
service@schubi.com
www.schubi.com

1. Auflage 2017

ISBN 978-3-86723-623-2

No 133 00

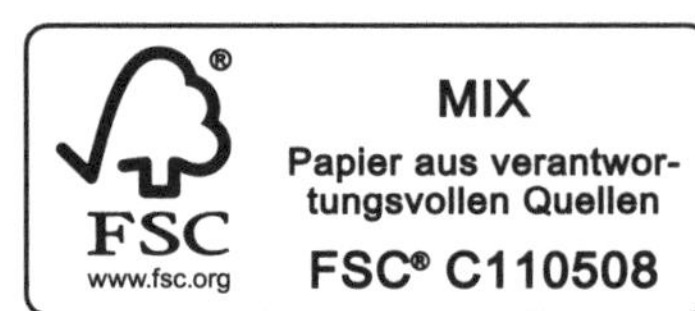

Abstract

Das Praxisbuch ‚**GreTa** – **Gr**ammatische Fähigkeiten **e**inordnen, **T**herapieziele **a**bleiten' wurde geschrieben, um Sprachtherapeuten bei der Planung ihrer Dysgrammatismustherapie mit Kindern im Alter von 3 Jahren bis hin zum Schulalter zu unterstützen.

Das Erscheinungsbild des Dysgrammatismus ist sehr heterogen. Es prägt sich – auch altersabhängig – bei jedem Kind unterschiedlich aus. Individuelle Störungsprofile sind charakteristisch. Das Praxisbuch beschreibt das Störungsbild Dysgrammatismus und beleuchtet kurz mögliche diagnostische Vorgehensweisen.

Den Schwerpunkt des Buches bilden die Therapieplanung und die Therapiezielfindung. Zunächst werden acht Kriterien beschrieben, die bei der Strukturierung der Grammatiktherapie berücksichtigt werden können. Zu diesen Kriterien zählen unter anderem der Einbezug der Perspektiven der Eltern und des Kindes, die Leistungsfähigkeit des Kindes, die Vermittelbarkeit der Ziele sowie das klassische entwicklungschronologische Vorgehen.

Um Sprachtherapeuten dabei zu unterstützen, die Entwicklungschronologie bei der Planung einer Grammatiktherapie zu berücksichtigen, wird die ungestörte Entwicklung nach Alter und Reihenfolge einzelner Erwerbsschritte mit typischen Fehlern für folgende acht grammatische Bereiche dargestellt:

- Syntax – Verwendung obligatorischer Satzglieder, Verbzweitstellung im Hauptsatz, syntaktisch komplexe Sätze und Nebensätze
- Morphologie – Subjekt-Verb-Kongruenz, Genus, Numerus und Kasus

Auf dieser Basis erleichtern im Materialteil des Buches konkrete Checklisten die Einordnung der Fähigkeiten des Kindes in einen entwicklungschronologischen Zusammenhang. Das Material unterstützt bei der Auswahl eines geeigneten Einstiegs in die Therapie sowie bei der gemeinsamen Zielfindung mit den Bezugspersonen und den kleinen Patienten.

Die Anwendung, Auswertung und Interpretation dieser GreTa-Protokolle und -Checklisten wird ausführlich beschrieben und anhand von Fallbeispielen verdeutlicht.

GreTa soll eine Therapieplanungshilfe für Sprachtherapeuten sein und kein starres Schema. Jede Sprachtherapeutin entscheidet für den individuellen Fall, welcher Bogen für sie eine Unterstützung bei der Zielfindung darstellt.

Autorenteam

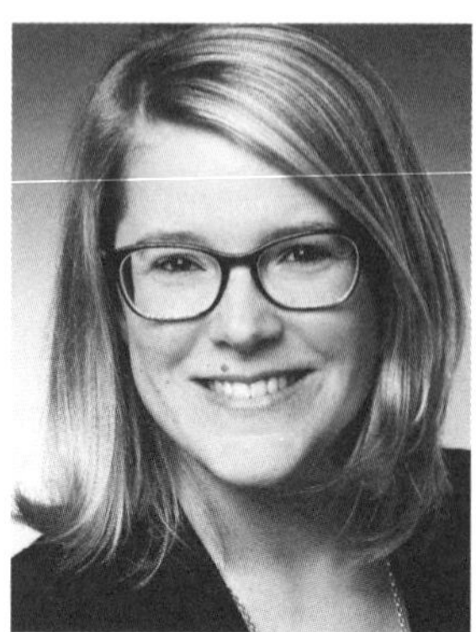

Madeleine Güntheroth, M. Sc.,
Hörgeräteakustikerin; Bachelor-Studium ‚Logopädie' und Master-Studium ‚Therapiewissenschaften' an der Hochschule Fresenius in Idstein; Akademische Sprachtherapeutin in logopädischer Praxis; Gastdozentin an der Hochschule Fresenius in Idstein.

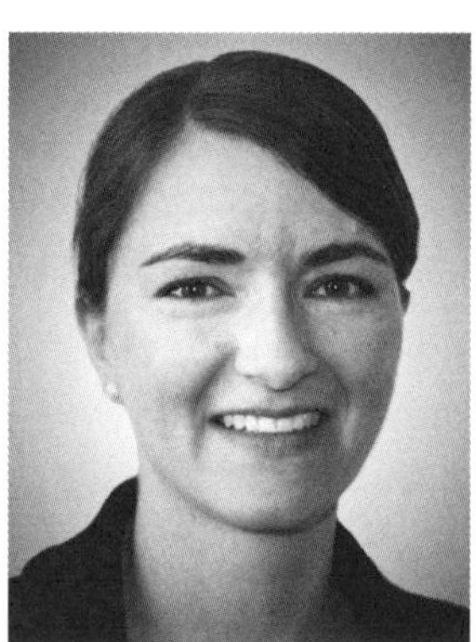

Maike Gumpert, M. Sc.,
Staatlich anerkannte Logopädin; Bachelor-Studium ‚Logopädie' und Master-Studium ‚Therapiewissenschaften' an der Hochschule Fresenius in Idstein; Logopädin in logopädischer Praxis; Wissenschaftliche Mitarbeiterin der Hochschule Fresenius in Idstein; freiberufliche Referentin und Dozentin für Grammatikerwerbsstörungen und Mehrsprachigkeit.

Vorwort

Im logopädischen Praxisalltag begegnen Sprachtherapeuten ihnen fast täglich: Kindern, für die das Erlernen des grammatischen Systems der Sprache eine große Hürde darstellt. Obwohl solche Kinder alle unter das Störungsbild ‚Dysgrammatismus' fallen, unterscheiden sie sich oft stark hinsichtlich ihrer sprachlichen Kompetenzen und Einschränkungen voneinander. Selten gleicht ein logopädischer Befund dem anderen. Es ist nicht möglich zu sagen, was pauschal ‚richtig' für ein Kind mit Dysgrammatismus ist. Selbst bei vergleichbarem Störungsschwerpunkt kann es sinnvoll sein, unterschiedliche Therapieziele zu verfolgen. Wir stellen uns daher im Praxisalltag immer wieder die Fragen:

- Welches Symptom sollte in der Grammatiktherapie zuerst behandelt werden?
- In welcher Reihenfolge werden die Symptome behandelt?
- Was – außer den grammatischen Fähigkeiten des Kindes – sollte bei der Therapieplanung beachtet werden?

Der Austausch mit Kolleginnen und Kollegen hat gezeigt, dass diese Fragen viele Sprachtherapeuten bei der Planung einer Grammatiktherapie begleiten. Therapieplanung für Kinder mit Dysgrammatismus stellt für die meisten Sprachtherapeuten eine besondere Herausforderung dar. Um Sprachtherapeuten bei der Zielfindung und Therapieplanung für Kinder mit Dysgrammatismus zu unterstützen, wurde **GreTa** entwickelt. **GreTa** ermöglicht es, die **gr**ammatischen Fähigkeiten eines Kindes **e**inzuordnen und darauf aufbauend **T**herapieziele **a**bzuleiten. GreTa ist dementsprechend eine Therapieplanungshilfe, die sich aus dem theoretischen Hintergrund des Praxisbuchs und einem Materialteil mit unterschiedlichen Protokollbögen und Checklisten zusammensetzt.

Neben ausführlichen Hintergrundinformationen zur Zielfindung sowie zum gestörten und ungestörten Grammatikerwerb werden acht typische Symptombereiche im Praxisbuch genauer betrachtet. Zur besseren Verständlichkeit der Symptome tragen vielfältige Sprachbeispiele bei. Inkorrekte Äußerungen sind mit einem Stern (*) gekennzeichnet, um fehlerhafte Sprachbeispiele von korrekten abzugrenzen (z. B. * ‚viele Männers').

GreTa ist kein Untersuchungsinstrument und verfolgt nicht das Ziel einer Diagnosestellung. Das Praxisbuch GreTa setzt dort an, wo auf der Basis von Diagnostikverfahren oder gezielten Beobachtungen grammatische Symptome identifiziert wurden und die Notwendigkeit einer Therapie festgestellt worden ist. Symptome können mit GreTa detaillierter analysiert, entsprechend der Entwicklungschronologie eingeordnet und hierarchisiert werden. Anhand von weiteren Kriterien sowie der Perspektive der Eltern und des Kindes ist es ferner möglich, aus den identifizierten Zielen dasjenige auszuwählen, das am sinnvollsten für das Kind erscheint. Dabei müssen nicht in jedem Fall alle GreTa-Protokollbögen und -Checklisten ausgefüllt werden. In Abhängigkeit vom Kind, den Eltern und der Expertise der Sprachtherapeutin können aus dem Materialteil die Protokollbögen ausgewählt werden, welche den individuellen Planungsprozess adäquat unterstützen. Ziele und Anwendungsmöglichkeiten der Bögen werden erklärt. Fallbeispiele illustrieren die praktische Arbeit mit dem Material und ein Glossar unterstützt die Verständlichkeit.

Wir wünschen allen Sprachtherapeuten viel Erfolg bei der Planung ihrer Grammatiktherapie mit GreTa und eine Erleichterung ihres Berufsalltags.

Idstein, Madeleine Güntheroth und Maike Gumpert

Danksagung

Wir möchten all den kleinen und großen Kindern einen Dank aussprechen, die uns in unserem Berufsalltag immer wieder herausfordern und dadurch GreTa zum Leben erweckt haben.

Danke auch an unsere Kollegen und Kolleginnen für die ideenreichen und motivierenden Diskussionen.

Wir bedanken uns herzlich bei Steffi Spelsberg und Linda Schüßler für die Kritik und die Anregungen, die zur Verbesserung von GreTa beigetragen haben.

Ein weiterer Dank gilt Susanne Lehnert vom Schubi Verlag, die über das gesamte Projekt hinweg ein offenes Ohr für unsere Fragen und Ideen hatte. Wir bedanken uns für ihr Engagement und die kompetente Unterstützung.

Inhaltsverzeichnis

Einleitung

Gestörte Sprachentwicklung

Die Kindheit ist von der zentralen Aufgabe geprägt, Sprache zu erwerben. Die wesentlichen Schritte im Spracherwerb bewältigt das Kind in seinen ersten drei Lebensjahren. Die meisten Kinder erweisen sich als gute Sprachlerner. Dennoch stellen Störungen der Sprachentwicklung eine der häufigsten Entwicklungsstörungen im Kindesalter dar (Dannenbauer, 2003). Von hundert Kindern sind etwa fünf bis acht Kinder von einer Sprachentwicklungsstörung betroffen.

Sprech- und Sprachstörungen, die im Zusammenhang mit Primärbeeinträchtigungen wie z. B. neurologischen Störungen oder Intelligenzminderungen auftreten, werden als Sprachentwicklungsstörungen (SES) bezeichnet. Liegt keine Primärbeeinträchtigung vor, spricht man von einer spezifischen Sprachentwicklungsstörung (SSES). Kinder mit einer SSES haben ausschließlich im sprachlichen Bereich eingeschränkte Fähigkeiten, während alle weiteren Entwicklungsbereiche unauffällig sind.

(S)SES beschreiben eine gravierende Beeinträchtigung des Sprachlernprozesses, der sich zeitlich stark abweichend vom altersgemäßen Niveau, aber auch qualitativ andersartig zeigen kann. Ist ausschließlich die Sprachproduktion betroffen, handelt es sich um eine expressive Störung. Als rezeptive Störungen gelten Beeinträchtigungen des Sprachverständnisses. Nach der Maxime „rezeptiv vor expressiv" gilt im Spracherwerb das Sprachverständnis als Vorläufer der Sprachproduktion. Bei rezeptiven Auffälligkeiten ist fast immer die Sprachproduktion mitbetroffen. Allerdings lässt sich von der richtigen Produktion einer Struktur nicht zwingend auf deren korrektes Verstehen schließen (Schmitz & Fox, 2007). So verwenden Kinder auch im ungestörten Erwerb auswendig gelernte Sätze bzw. formelhafte Äußerungen, ohne deren Bedeutung bzw. die zugrundeliegende grammatische Struktur analysiert und verstanden zu haben.
Eine (S)SES kann sich durch eingeschränkte Fähigkeiten auf allen sprachlichen Ebenen zeigen, d. h. der phonetisch-phonologischen, semantisch-lexikalischen und syntaktisch-morphologischen Ebene sowie der kommunikativ-pragmatischen Ebene.

Störung des Grammatikerwerbs

Als Mittelpunkt oder gar Leitsymptom einer (S)SES werden oftmals Störungen der Grammatik genannt. Um diese zu beschreiben, finden sich in der Literatur verschiedene, zum Teil synonym verwendete Begriffe. Dazu gehören Bezeichnungen wie Grammatikerwerbsstörung, Dysgrammatismus oder Störung auf syntaktisch-morphologischer Ebene. Im Folgenden wird die Bezeichnung Dysgrammatismus verwendet. In Anlehnung an Dannenbauer (2003) wird der Begriff synonym für Einschränkungen auf der syntaktisch-morphologischen Ebene verwendet. Im Rahmen einer SSES stellen diese Defizite meist eine Konstante in der Entwicklung des Kindes dar. Die Erscheinungsform der sprachlichen Defizite im Bereich Grammatik kann sich mit zunehmendem Alter des Kindes z. B. von einem syntaktischen zu einem morphologischen Störungsschwerpunkt wandeln.

Zielgruppe

Aktuell ist noch recht wenig über die spezifischen Einflüsse unterschiedlicher Primärbeeinträchtigungen auf den Grammatikerwerb bzw. auf Störungen des Grammatikerwerbs von Kindern mit einer SES bekannt. Das Praxisbuch bezieht sich daher im Schwerpunkt auf Kinder mit einer SSES. Während sich Kapitel 1 und 2 auf den gestörten und ungestörten Grammatikerwerb bei einsprachigen Kindern beziehen, werden im Kapitel 3 auch Einsatzmöglichkeiten des Materials für mehrsprachige Kinder dargestellt.

In den ersten Phasen der Sprachentwicklung liegt der Fokus auf der Entwicklung pragmatisch-kommunikativer und semantisch-lexikalischer Fähigkeiten. Zu dem Zeitpunkt, zu dem ein Kind beginnt Wortkombinationen zu bilden, steigt es aktiv in das syntaktisch-morphologische System der Sprache ein und beginnt erste Regeln anzuwenden (Motsch, 2010). Frühestens um den dritten Geburtstag manifestiert sich dann bei Kindern mit einer SSES das Störungsbild des Dysgrammatismus. Das erste erkennbare Symptom ist meist die Endstellung von Verben in der Grundform im Hauptsatz (* ‚Mama Banane kaufen'; Dannenbauer, 2002). Syntaktische Basisfähigkeiten wie der Aufbau von Mehrwortäußerungen, die in der ungestörten Entwicklung vor dem dritten Geburtstag erworben werden, werden nachfolgend nicht näher betrachtet. Der Fokus des Praxisbuchs liegt auf expressiven sprachlichen Fähigkeiten, die sich im ungestörten Spracherwerb in der Regel ab drei Jahren entwickeln bzw. zeigen.

Im Praxisalltag diagnostizieren Sprachtherapeuten eine SSES – und somit auch den Dysgrammatismus – vorrangig basierend auf sprachproduktiven Daten (Schrey-Dern, 2006). Rezeptive Leistungen werden daher vernachlässigt, auch wenn oft die rezeptive Verarbeitung von grammatischen Strukturen bei Kindern mit Dysgrammatismus mitbetroffen ist (Kannengieser, 2015).

1. Erscheinungsbild des Dysgrammatismus

Syntax und Morphologie

Der Dysgrammatismus ist eine entwicklungsbedingte Störung des Erwerbs der Satzbildung (Syntax) und der Wortbeugung (Morphologie). Der Syntax liegt ein System von Regeln zugrunde, welche die Wortstellung im Satz vorgeben. Für das Deutsche typisch ist z. B. die syntaktische Regel der Verbzweitstellung im Hauptsatz (,Peter kauft einen Ball'). Die Morphologie bezieht sich auf die Wortbildung bzw. Flexion. Ein Wort zu flektieren bedeutet, es in seiner grammatischen Form abzuwandeln, um u. a. verschiedene Personen (,laufen / läuft'), Fälle (,der Mann / den Mann'), Zeiten (,malen / gemalt') oder Anzahlen (,Buch / Bücher') auszudrücken. Diese Veränderungen treten in Form von Morphemen auf, den kleinsten bedeutungstragenden Elementen der Sprache.

Heterogenität des Störungsbildes

Kinder mit Dysgrammatismus haben Schwierigkeiten beim Erwerb der Syntax bzw. der Morphologie. Dabei treten je nach Kind unterschiedliche Fähigkeiten und Symptome auf, die zu einem sehr heterogenen Erscheinungsbild führen. Die Sprache eines Kindes mit Dysgrammatismus kann in bestimmten Bereichen den Fähigkeiten jüngerer, sprachunauffälliger Kinder entsprechen. Verzögerungen können in einzelnen grammatischen Bereichen auftreten. Dies führt zu einer zeitlichen Abweichung zwischen dem chronologischen und dem Entwicklungsalter (Thelen, 2014). So ist beispielsweise eine Verbendstellung (* ,Ich Ball spielen') auch bei sprachunauffälligen Kindern zu beobachten. Diese überwinden jedoch im Gegensatz zu Kindern mit einer SSES selbstständig die Phase der Verbendstellung.

Qualitative und quantitative Abweichungen

Kinder mit Dysgrammatismus können allerdings auch in ihrem Grammatikerwerb stagnieren. Das heißt, sie sind nicht in der Lage, selbstständig den nächsten Entwicklungsschritt zu machen. Die auftretenden Symptome können sich einerseits in quantitativen Abweichungen im Vergleich zum ungestörten Erwerb zeigen. Dies bedeutet, dass Kinder mit und ohne SSES zwar dieselben Fehler machen, Kinder mit einer SSES diese aber wesentlich häufiger zeigen. Andererseits kommt es auch zu qualitativ unterschiedlichen Fehlern bei Kindern mit und ohne Störung im Grammatikerwerb. Betroffene Kinder zeigen Symptome, welche im Grammatikerwerb bei sprachlich unauffälligen Kindern nicht zu beobachten sind. Meist handelt es sich dabei um ältere, kognitiv weiter entwickelte Kinder, die versuchen, ihre sprachlichen Einschränkungen zu kompensieren bzw. sich trotz der SSES sprachlich mitzuteilen und ihre Gedanken und Wünsche auszudrücken. Hierbei treten „untypische" Fehler auf. Entsprechend kann beim Dysgrammatismus nicht ausschließlich von einer sprachlichen Verzögerung gesprochen werden.

Ungleichmäßiges, asynchrones Fähigkeitenprofil

Meist liegt bei Kindern mit einer SSES ein ungleichmäßiges bzw. asynchrones Fähigkeitenprofil vor. Auf der Ebene Syntax-Morphologie können Kinder neben gestörten Funktionen altersgemäße grammatische Fähigkeiten zeigen. Zum Beispiel kann ein Kind in der Lage sein, die Verbzweitstellung im Hauptsatz korrekt anzuwenden, setzt allerdings keine Artikel ein (* ,Ich sehe Mond'), obwohl beide Fähigkeiten etwa im selben Alter erworben werden.

Inkonstante Fehler

Zum Teil sind sprachliche Fehler auch inkonstant zu beobachten, da grammatisches Wissen nur phasenweise abgerufen werden kann. In diesem Fall flektiert ein Kind z. B. Verben mal richtig und dann wieder falsch bzw. gar nicht. Eine mögliche Begründung, warum einem Kind grammatisches Wissen nur inkonstant zur Verfügung steht, wird im Verarbeitungsaufwand gesehen. Ist der Aufwand der sprachlichen Verarbeitung z. B. durch die Verwendung von lexikalisch neuen Wörtern höher, kann das Kind die Äußerung unter Umständen nur mit einfacher Grammatik umsetzen. Es greift in diesem Fall auf sichere und stabile grammatische Strukturen früherer Entwicklungsstufen zurück, um Kapazitäten für die neuen lexikalischen Anforderungen zur Verfügung zu haben. Ein weiterer Grund kann in Ermüdungserscheinungen des Kindes liegen, die zu kürzeren und weniger komplexen Äußerungen führen können (Siegmüller, Gnadt, Baumann, Meyer & Gosewinkel, 2016).

Altersabhängigkeit

Dysgrammatisch sprechende Kinder stellen folglich eine sehr heterogene Gruppe dar. Dies bedeutet, dass sich die Symptomatik von Kind zu Kind unterschiedlich in der Ausprägung sowie im Erscheinungsbild zeigt und zudem noch altersabhängig ist. Während bei jüngeren Kindern insbesondere syntaktische Fehler wie die Verbstellung im Vordergrund stehen, stellen mit zunehmendem Alter morphologische Fehler wie die Markierung von Fällen und Zeiten den Störungsschwerpunkt dar. Im Schulalter ist die Textgrammatik die größte Herausforderung für die Kinder, d. h. die Herstellung von inhaltlichen Zusammenhängen mit grammatischen Mitteln.

Störung anderer / weiterer Sprachebenen

Neben der syntaktisch-morphologischen Ebene können bei Kindern mit Dysgrammatismus auch andere Sprachebenen betroffen sein. So tritt das Störungsbild häufig in Verbindung mit semantisch-lexikalischen oder phonetisch-phonologischen Auffälligkeiten auf. Betroffene Kinder zeigen z. B. Einschränkungen im Verblexikon oder unterschiedliche phonologische Prozesse wie die Tilgung unbetonter Silben oder finaler Konsonanten. Das asynchrone Störungsprofil zeigt sich demnach auch über sprachliche Ebenen hinweg.

Abbildung 1 fasst die Merkmale des Erscheinungsbilds von Kindern mit Dysgrammatismus zusammen.

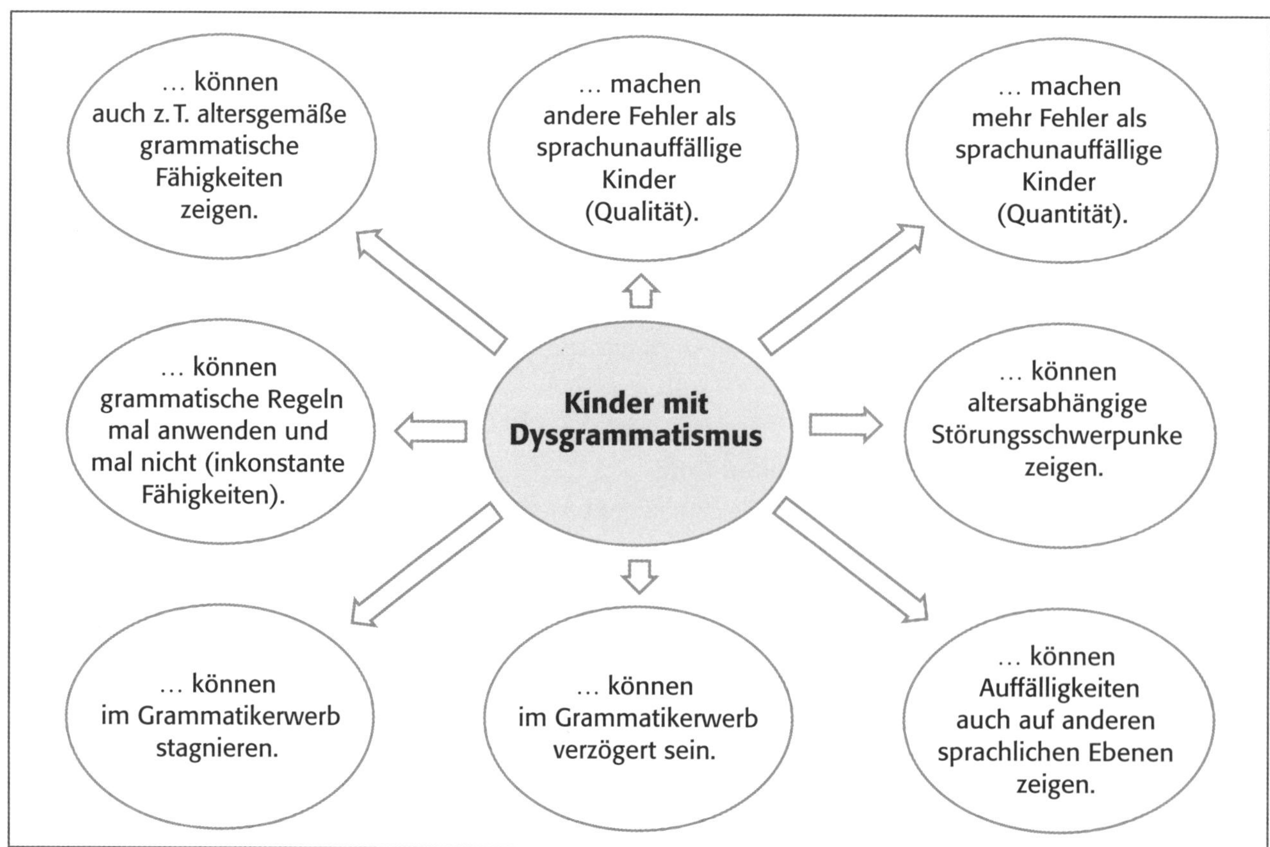

Abbildung 1: Erscheinungsbild des Dysgrammatismus

Merkmale des Dysgrammatismus

Vermutlich ist dieses heterogene Erscheinungsbild des Dysgrammatismus dafür verantwortlich, dass in der Literatur uneinheitliche Beschreibungen hinsichtlich der Fähigkeiten zu finden sind, welche als zentral oder diagnostisch relevant gelten.

Tabelle 1 stellt Angaben namhafter Experten zu den klassischen dysgrammatischen Symptomen im Bereich der syntaktisch-morphologischen Störungen einander gegenüber. Es zeigt sich, dass je nach Autor verschiedene Symptome als typisch für das Störungsbild bewertet werden.

	Symptom	Penner & Kölliker-Funk (1998)	Dannenbauer (2002)	Kauschke & Siegmüller (2010)	Kruse (2007)	Kannengieser (2015)	Motsch & Rietz (2016)
Syntax	Verbzweitstellung im Hauptsatz	x	x	x	x	x	x
	Komplexe Sätze (inkl. Topikalisierung / Fragesätze)	x		x	x	x	x
	Allgemeine flexible Satzstrukturen		x				
	Nebensätze	x		x		x	x
	Verwendung obligatorischer Satzglieder		x	x	x	x	x
	Textgrammatik			x			
Morphologie	Genus	x	x	x	x	x	x
	Flexion (allgemein)	x					
	Subjekt-Verb-Kongruenz		x	x	x	x	x
	Kasus		x	x	x	x	x
	Numerus			x	x	x	x
	Tempus			x	x		
	Passiv					x	
	Pronomen				x		

Tabelle 1: Typische dysgrammatische Symptome in der Literatur

Die Tabelle verdeutlicht, dass keine eindeutige Übereinstimmung hinsichtlich typischer Symptome des Dysgrammatismus in der Literatur herrscht. Trotzdem können die Symptombereiche identifiziert werden, die mehrheitlich im Zusammenhang mit dem Störungsbild im Vorschulalter Erwähnung finden und daher als ‚klassisch' betrachtet werden können.

Im Bereich der Syntax werden zumeist

- die **Verbstellung in Hauptsätzen**
- die **Verwendung obligatorischer Satzglieder**
- die **Produktion syntaktisch komplexer Sätze**
  (dazu gehören Topikalisierungen, Frage- und Aufforderungssätze)
- und die **Verwendung von Nebensätzen**

als typischerweise betroffen angegeben.

Im morphologischen Bereich werden in der Literatur in der Regel

- die **Subjekt-Verb-Kongruenz**
- das **Genus**
- der **Kasus** und
- der **Numerus**

als typisch für das Störungsbild benannt. Das Praxisbuch nimmt diese acht Symptombereiche genauer in den Blick.

1.1 Symptome des Dysgrammatismus

<u>Syntax:</u>

Obligatorische Satzglieder

Unsere Sprache unterliegt einem Regelsystem, das festlegt, welche Bestandteile ein Satz benötigt wie z. B. ein Subjekt oder ein Verb, und in welcher Reihenfolge diese auftreten können. Notwendige Bestandteile eines Satzes werden auch als obligatorische Satzglieder bezeichnet. So fordert z. B. das Verb ‚kaufen' ein Subjekt und ein Objekt. Diese Satzglieder sind obligatorisch und ihre Auslassung würde zu einem syntaktischen Fehler führen (‚Ich kaufe eine Banane' vs. * ‚Ich kaufe' oder * ‚Kaufe Banane').

Welche Satzglieder notwendig sind, wird in der Regel durch das Verb bestimmt. Verben können dabei unterschiedlich viele Satzglieder fordern. Das Verb ‚schlafen' verlangt nur ein Subjekt (‚Ich schlafe'), während das Verb ‚schenken' ein Subjekt und zwei Objekte fordert (‚Ich schenke Tom eine Blume'). Weitere obligatorische Satzglieder können neben Subjekten, Verben und Objekten auch Artikel, Präpositionen, Konjunktionen oder Hilfsverben sein. So erwerben Kinder z. B. die Regel der Artikeleinsetzung und damit Wissen über die Syntax der Nominalphrase. Das heißt, sie müssen lernen, dass bestimmte Nomen obligatorisch einen Artikel benötigen (‚die Nase', ‚die Sonne') bzw. Artikel in bestimmten Kontexten obligatorisch sind (‚Der Hund bellt').

Neben obligatorischen Satzgliedern sind fakultative Elemente solche, die verwendet werden können, aber nicht müssen. Der jeweilige Satz ist auch ohne das zusätzliche Satzglied korrekt (wie z. B. ‚Ich schlafe', fakultative Erweiterung ‚Ich schlafe im Bett').

Dysgrammatisch sprechenden Kindern gelingt es aufgrund von Auslassungen häufig nicht, Informationen so zu versprachlichen, dass der Gesprächspartner ihre Mitteilung versteht. Oftmals ist die Informationsvermittlung zusätzlich durch einen pronominalen Stil erschwert. Das heißt, dass Objekte und Adverbiale durch Pronomen ersetzt werden, was den Informationsgehalt der Sätze negativ beeinflusst (‚Ich sehe die da'; Kannengieser, 2015; Siegmüller, 2012). Bei einer gemeinsamen Bilderbuchbetrachtung ist die Verwendung eines pronominalen Stils jedoch nicht zwingend als Symptom zu bewerten, da die Betrachter sehen können, um wen oder worum es sich handelt (‚Der isst ein Eis': Die Betrachter sehen beide, dass es sich um einen Opa handelt).

Syntaktische Symptome aufgrund von Auslassungen können neben grammatischen Ursachen auch auf semantisch-lexikalische Störungen zurückzuführen sein. Beim pronominalen Stil fehlen dem Kind gegebenenfalls Wörter, um seine Mitteilungen spezifisch auszudrücken. Bei einer Äußerung wie ‚Der Junge geht da' verfügt das Kind vielleicht noch nicht über die lexikalischen Mittel, Ortsangaben spezifisch auszudrücken (‚Der Junge geht über die Straße'; Kannengieser, 2015).

Verbzweitstellung in Aussagesätzen

Die deutsche Sprache ist charakterisiert von einer Verbzweitstellung in Aussagesätzen, z.B. ‚Die Oma backt Kuchen'. Die ungewöhnlich langanhaltende Phase der fehlerhaften Verbstellung im Aussagesatz wird häufig als Leitsymptom des Dysgrammatismus beschrieben (u. a. Motsch, 2010; Kauschke & Siegmüller, 2010).

Schwierigkeiten bei der korrekten Verbstellung im Hauptsatz können sich unterschiedlich äußern. Oftmals werden zunächst unflektierte Verben am Satzende positioniert, wie es auch bei jüngeren Kindern im unauffälligen Spracherwerb vorkommt (* ‚Die Oma Kuchen backen'). Sprachauffällige Kinder stagnieren in dieser Phase. Manche Kinder positionieren auch flektierte Verben ans Satzende (* ‚Die Oma Kuchen backt'). Dieses Symptom kann als syntaktisches Problem bezeichnet werden, da das Verb falsch in Endstellung platziert wird, die Subjekt-Verb-Kongruenz jedoch korrekt ist. In einigen Fällen weicht die Verbstellung aber auch von der Zweit- und Endstellung ab und nimmt z. B. die dritte Position im Satz ein (* ‚Hier der Mann füttert Vögel').

Ein weniger eindeutiger Hinweis darauf, dass die Verbstellungsregeln noch nicht vollständig erworben wurden, ist die Positionierung unflektierter Verben in Zweitstellung (* ‚Die Oma backen Kuchen'). Hierbei handelt es sich scheinbar um eine morphologische Problematik, da das Verb zwar an zweiter Stelle im Satz steht, jedoch nicht flektiert ist (Kauschke & Siegmüller, 2010). Es scheint, als ob die Verbzweitstellungsregel erworben wurde. Unter Umständen kann es jedoch auch sein, dass ein Kind lediglich einem starren Subjekt-Verb-Objekt-Muster folgt, welches es wie eine Schablone für die Abfolge von Wörtern einsetzt, ohne sich eine Regel dahinter erschlossen zu haben.

Ob ein Kind die Verbzweitstellungsregel tatsächlich erworben hat, kann erst mit dem Auftreten von Topikalisierungen und Frage- oder Aufforderungssätzen sicher festgestellt werden (Motsch, 2010).
Topikalisierung bedeutet, dass ein anderes Element als das Subjekt die erste Position im Satz einnimmt und das sogenannte Vorfeld besetzt. In der Erstposition im Vorfeld stehen dabei zum Beispiel ein W-Fragepronomen, ein Adverb oder Objekt. Das Verb bleibt weiterhin in der Verbzweitstellung (Tabelle 2, Nr. 3–6). Allerdings muss das Vorfeld nicht zwingend besetzt werden. Bei Entscheidungsfragen ohne W-Fragepronomen oder Aufforderungen steht ein Verb an der ersten Position im Satz (Tabelle 2, Nr. 7–8). Bei Modalverbkonstruktionen stehen Vollverben in der Grundform in der Endstellung (Tabelle 2, Nr. 2, 7).

Nr.	Vorfeld	Verbzweit-stellung	Mittelfeld	Verbend-stellung	Erklärung / Beschreibung
1	Ich	spiele	Fußball.		SVO-Konstruktion
2	Ich	kann	Fußball	spielen.	Modalverbkonstruktion
3	Fußball	spiele	ich.		Topikalisierung eines Objekts
4	Heute	spiele	ich Fußball.		Topikalisierung einer adverbialen Bestimmung der Zeit
5	Wo	hast	du heute Fußballtraining?		Topikalisierung eines Fragepronomens
6	Auf dem Fußballplatz	habe	ich Training.		Topikalisierung einer adverbialen Bestimmung des Ortes
7		Kannst	du auch Fußball	spielen?	Verberststellung im Fragesatz
8		Spiel	jetzt endlich mit mir!		Verberststellung bei Aufforderungssätzen

Tabelle 2: Aufbau des Hauptsatzes

Syntaktisch komplexe Sätze

Sätze, in denen die Wortstellung vom Subjekt-Verb-Objekt-Muster abweicht (Tabelle 2, Nr. 3–8), werden auch als syntaktisch komplexe Sätze bezeichnet (Schröder, Lorenz, Burchert & Stadie, 2009). Klassisch ist dabei die Subjekt-Verb-Inversion, d. h. das Verb erscheint im Satz vor dem Subjekt. Unsere Spontansprache ist gekennzeichnet von Topikalisierungen, Entscheidungsfragen oder Aufforderungssätzen, sodass syntaktisch komplexe Sätze im Vergleich zu Subjekt-Verb-Objekt-Konstruktionen sogar die häufigeren Strukturen darstellen.

Kinder, die die Verbzweitstellungsregel noch nicht erworben haben, stellen das Verb in komplexen Sätzen wieder in Verbendstellung (* ‚Was Oma backen?'; * ‚Hier ich stehen'; * ‚Den Ball du werfen'; Motsch, 2010). Sie verwenden einfache Sätze mit geringer Variation sowie Komplexität und meist denselben Einstiegswörtern (Kannengieser, 2015; Dannenbauer, 2002).

Neben einer Häufung an Subjekt-Verb-Objekt-Sätzen beobachtet Siegmüller (2003) bei betroffenen Kindern eine vielfache Verwendung von Modalverbkonstruktionen mit unflektiertem Vollverb in Verbendstellung (Tabelle 2, Nr. 2). Solche Symptome sind klassisch für den kompensierten Dysgrammatismus, welcher bei älteren Kindern mit einer SSES-Vergangenheit zu beobachten ist.

Auf den ersten Blick erscheint die Spontansprache dieser Kinder weitestgehend unauffällig, da grammatische Fehler nicht offensichtlich zu erkennen sind. Bei genauer Betrachtung transportieren ihre Sätze jedoch kaum Informationen, sind starr und unflexibel. Kinder mit kompensiertem Dysgrammatismus legen, je älter sie werden, das Symptom der Verbendstellung im Hauptsatz zwar ab, sie halten jedoch an starren Satzmustern fest. Dementsprechend verwenden sie z. B. unverhältnismäßig viele Subjekt-Verb-Objekt-Sätze und einen hohen Anteil an Modalverbkonstruktionen (‚Ich kann echt weit schießen und ich kann auch Kopfbälle'). Oft ist auch ein pronominaler Stil bei diesen Kindern zu beobachten (‚Ich kann den so schießen und dann kann der da fliegen').

Kinder mit kompensiertem Dysgrammatismus sind nicht in der Lage, flexible Sätze zu bilden und z. B. ein Objekt (‚Fußball spiele ich.'), Fragewort (‚Was spiele ich?') oder Adverb (‚Heute spiele ich Fußball.') voranzustellen.

Andere Satzarten wie z. B. Nebensätze fehlen gegebenenfalls komplett. Das Phänomen des kompensierten Dysgrammatismus kann bis ins Jugend- und Erwachsenenalter bestehen (Siegmüller, 2012; Dannenbauer, 2002).

Nebensätze

Neben der Verwendung von Topikalisierungen führen auch Nebensätze dazu, dass Satzmuster komplexer werden. Dabei handelt es sich häufig um Adverbialsätze, die mit einer Konjunktion eingeleitet werden und die ergänzende Informationen zum Hauptsatz beinhalten (‚Ich nehme den Regenschirm mit, weil es regnet.').

Kinder mit Dysgrammatismus sind entweder gar nicht in der Lage Nebensätze zu bilden oder können dies nur begrenzt. Dabei verwenden sie häufig falsche Nebensatzeinleiter (* ‚Ich gehe nach Hause, wegen es regnet'), lassen diese aus (* ‚Das ist der Mann, gestern bei uns war') oder ersetzen sie durch Platzhalter (* ‚Ich freue mich, he die Sonne scheint'). Oftmals sind auch nur Aneinanderreihungen von Hauptsätzen zu beobachten, die mit ‚und' verknüpft sind (Ringmann, 2012).

Ursache können Wortschatzdefizite sein. Das Kind kennt die korrekte Konjunktion gegebenenfalls noch nicht und verwendet daher entweder eine falsche Konjunktion oder lässt sie ganz aus.
Ebenso können eingeschränkte syntaktische Fähigkeiten ursächlich sein. Das Kind hat in dem Fall z. B. die Struktur bzw. den Aufbau von Nebensätzen noch nicht erworben. Probleme bereitet gegebenenfalls auch die Verbstellung im Nebensatz. So behalten Kinder z. B. zunächst die Verbzweitstellung bei (* ..., weil ist sie aufgestanden') oder verwenden eine starre Subjekt-Verb-Konstruktion (* ..., wenn es regnet heute'; Motsch, 2010).

Abweichende Verbstellungen in Nebensätzen mit der Konjunktion ‚weil' (‚Ich freue mich, weil ich habe Geburtstag') können als Zeichen des allgemeinen sprachlichen Wandels interpretiert werden. Dies meint, dass Nebensatzkonstruktionen dieser Art mittlerweile häufig auch bei sprachlich unauffälligen Kindern und bei Erwachsenen zu beobachten sind und daher nicht als Symptom einer SSES zu bewerten sind.

Morphologie:

Subjekt-Verb-Kongruenz

Auffälligkeiten bei der Subjekt-Verb-Kongruenz, d. h. der korrekten Anpassung des Verbs an die Person im Satz, stellen ein weiteres Leitsymptom des Dysgrammatismus dar.

In Kontexten, die eine finite, das heißt gebeugte Verbform erfordern, verwenden die Kinder entweder Stammformen oder infinitivartige Formen, die auf -e enden (* ‚er kaufen' oder * ‚er kaufe') oder sie flektieren Verben falsch (* ‚du geht'; Motsch, 2010; Siegmüller, 2011; Kannengieser, 2015). Dies wird auf Schwierigkeiten bei der Herstellung des Kontroll-Zusammenhangs zurückgeführt. Kontroll-Zusammenhang bedeutet, dass das Subjekt das Verb kontrolliert, indem es vorgibt, in welcher Form die Person am Verb markiert wird. Kinder verstehen meist, dass ein Verb sich in seiner Form verändert. Sie verwenden daher bereits früh Flexionsformen, welche jedoch meist falsch bzw. nicht kongruent zum Subjekt sind. Den korrekten Kontroll-Zusammenhang können diese Kinder sprachlich nicht umsetzen (* ‚Ich habt den Ball').

Sprachunauffällige Kinder erwerben als letztes das Flexionssuffix -st für die 2. Person Singular (‚du gehst') und machen anschließend kaum noch Fehler bei der Subjekt-Verb-Kongruenz. Im Gegensatz dazu machen Kinder mit SSES auch nach dem Erwerb der 2. Person Singular und trotz eines vollständigen Inventars der Flexionsmorpheme weiterhin Fehler bei der Subjekt-Verb-Kongruenz (Rothweiler, Chilla & Clahsen, 2012).

Grammatisches Geschlecht (Genus)

Haben die Kinder die syntaktische Regel der Artikeleinsetzung erworben, weisen sie dem Nomen in der Regel relativ schnell das richtige grammatische Geschlecht (Genus) in Form von Artikeln bzw. Pronomen zu, wie ‚der / ein / er' für Maskulinum, ‚die / eine / sie' für Femininum, ‚das / ein / es' für Neutrum.
Bei Kindern mit Dysgrammatismus, welche die Artikeleinsetzung bereits beherrschen, jedoch noch nicht das korrekte Genus zuweisen können, sind zwei Fehlertypen zu beobachten:

- die Verwendung von Platzhaltern (* ‚de Hund')
- oder von falschen Genera (* ‚das Hund').

Dabei wird entweder konstant das gleiche falsche Genus für ein Wort verwendet oder ständig wechselnde Genera für dasselbe Wort (* ‚das Hund, die Hund'). Auch die bevorzugte Verwendung bzw. Übergeneralisierung eines bestimmten Genus ist zu beobachten.
Die richtige und vor allem konstante Genusmarkierung wird von vielen Autoren als Grundlage für den Erwerb des Kasus- und Numerussystems angesehen (u. a. Kauschke & Siegmüller, 2010).

Singular- und Plural (Numerus)

Der Begriff Numerus umschreibt die Verwendung von Singular- (Einzahl) und Pluralformen (Mehrzahl). Die Bildung des Plurals folgt bestimmten Regelmäßigkeiten und ist zum Teil auch vom Genus des Nomens abhängig.

Tabelle 3 auf Seite 19 beschreibt in Anlehnung an Kauschke, Kurth und Domahs (2011) die deutschen Pluralformen, welche durch sechs verschiedene Suffixe (-n, -en, -s, -e, -er, -Ø-Nullmarkierung) gebildet werden können. Bei Formen auf -e, -er und der Nullmarkierung kann es zusätzlich zu einer Umlautveränderung kommen. Tabelle 3 greift außerdem die Verbindung der Pluralmarkierung zum Genus auf.

Am häufigsten sind die Endungen -n und -en zu beobachten, gefolgt von -e. Die Pluralmarkierungen -s und -er mit Umlautänderung treten vergleichsweise selten auf (Köpcke, 1998; Szagun, 2006).
Der Plural wird auch am Artikel deutlich, der unabhängig vom eigentlichen grammatischen Geschlecht des Wortes für alle Genera ‚die' lautet (‚die Blumen' – feminin; ‚die Hunde' – maskulin; ‚die Pferde' – neutral).

Der Plural muss zum Teil als ganzes Wort auswendig gelernt, d. h. lexikalisiert werden, wenn eine untypische Zuweisung eines Suffixes erfolgt. So erhalten einsilbige Maskulina im Plural meist ein -e (‚der Hund - die Hunde'), manche erhalten jedoch auch das Suffix -en (‚der Bär - die Bären'), was für zweisilbige Feminina typisch ist.

Kauschke et al. (2011) beobachten, dass Kinder mit Dysgrammatismus den Plural oft nicht markieren und stattdessen die Singularform verwenden. Es ist nicht auszuschließen, dass dies eine Umgehungstaktik ist, um keine falsche Markierung zu verwenden. Andererseits kann es sein, dass die Kinder noch nicht verstanden haben, dass am Nomen und am Artikel eine Markierung notwendig ist, wenn ein Gegenstand in mehrfacher Ausführung vorliegt.
Haben die Kinder ein unvollständiges Pluralinventar, kommt es oft zu einer Übergeneralisierung der Formen, über die das Kind bereits verfügt. Kinder mit Dysgrammatismus bevorzugen dabei die Suffixe -n bzw. -en, was darauf zurückzuführen ist, dass dies die am häufigsten vorkommenden Pluralmarkierungen der deutschen Sprache sind. Sprachlich unauffällige Kinder zeigen hingegen eine Übergeneralisierung der Markierung -s (Kauschke et al., 2011).

Beschreibung	**Beispiel (Singular – Plural)**	**Plural/Suffix**
→ Zwei- oder dreisilbige Feminina mit einer unbetonten Schwa-Silbe erhalten im Plural das Suffix -n.	→ die Pause – die Pausen die Katze – die Katzen die Banane – die Bananen	-n
→ Feminina, die auf -el oder -er enden, erhalten auch das Suffix -n.	→ die Gabel – die Gabeln die Mauer – die Mauern	
→ Eher untypisch: Maskulina enden im Plural auf -n / -en.	→ der Bär – die Bären der Junge – die Jungen	-en / -n
→ Das Suffix -s ist unabhängig vom Genus. Es tritt z. B. bei Wörtern mit Vokalendung, Eigennamen, Abkürzungen, Kurz- und Fremdwörtern auf.	→ das Auto – die Autos der Schal – die Schals der Audi – die Audis der LKW – die LKWs die Lok – die Loks das Handy – die Handys	-s
→ Maskulina und Neutra enden auf -e (z. T. mit Umlautveränderung).	→ das Haar – die Haare der Hund – die Hunde das Paket – die Pakete der Rock – die Röcke	-e
→ Eher untypisch: Feminina enden auf -e (mit Umlautveränderung).	→ die Kuh – die Kühe	-e
→ Eher untypisch: Neutra und Maskulina enden auf -er (z. T. mit Umlautveränderung).	→ das Kind – die Kinder das Ei – die Eier das Huhn – die Hühner der Mann – die Männer	-er
→ Zwei- oder dreisilbige Maskulina und Neutra, welche auf -el, -er oder -en enden, erhalten ein sogenanntes Nullmophem, d.h. das Wort bleibt im Plural unverändert, kann jedoch eine Umlautveränderung erhalten.	→ der Laster – die Laster der Spiegel – die Spiegel der Drachen – die Drachen das Messer – die Messer das Rudel – die Rudel das Becken – die Becken der Vater – die Väter der Vogel – die Vögel	Ø-Nullmorphem

Tabelle 3: Beschreibung der Pluralformen des Deutschen

Clahsen, Rothweiler, Woest und Marcus (1992) beobachten bei dysgrammatischen Kindern weiterhin irreguläre Markierungen wie z. B. Doppelmarkierungen (* ‚Jungens') sowie Fehlmarkierungen, obwohl die Kinder bereits über ein vollständiges Suffixinventar verfügen.

Kasus

Ein weiterer morphologischer Bereich, der Kindern mit Dysgrammatismus Schwierigkeiten bereitet, ist die korrekte Markierung des grammatischen Falls (Kasus). Für die Kindersprache sind neben der kasusneutralen Form des Nominativ der Akkusativ und der Dativ relevant. Der Genitiv spielt erst im Schulalter eine Rolle (vgl. die umseitige Tabelle 4 auf Seite 20).

Es wird angenommen, dass Kinder den Kasus nur dann erwerben können, wenn sie das Genus am Artikel richtig markieren (Clahsen, 1988; Riederer & Schwytay, 2012). Motsch (2010) bestätigt diese Annahme zwar, beschreibt allerdings auch Ausnahmen, bei denen Kinder den Kasus auf Basis einer falschen, aber konstanten Genuszuweisung korrekt markieren. Demnach wäre die Nominalphrase * ‚der Schule' im Genus zwar falsch, im

Kasus	Fragewort	Korrektes Beispiel	Mögliche Fehler
Nominativ	Wer oder was?	die / eine Frau, sie; der / ein Mann, er; das / ein Kind, es	*Genusfehler:* * ‚Der Frau kauft ein.' * ‚Eine Mann spielt Fußball.'
Akkusativ	Wen oder was?	die / eine Frau, sie; den / einen Mann, ihn; das / ein Kind, es	*Übergeneralisierung des Nominativs:* * ‚Die Frau schreibt der Brief.' * ‚Das Kind schießt ein Ball.'
Dativ	Wem oder was?	der / einer Frau, ihr; dem / einem Mann, ihm; dem / einem Kind, ihm	*Übergeneralisierung des Nominativs:* * ‚Die Frau winkt der Mann.' *Übergeneralisierung des Akkusativs:* * ‚Die Frau winkt den Mann.'
Genitiv	Wessen?	der / einer Frau, ihrer; des / eines Mannes, seines; des / eines Kindes, seines	*Übergeneralisierung des Dativs:* * ‚Wegen dem Regen bleibe ich Zuhause.'

Tabelle 4: Kasussystem

kasusfordernden Kontext des Satzes * ‚Ich gehe in den Schule' jedoch im Akkusativ richtig markiert. Auch Ulrich et al. (2016) konnten zeigen, dass der Genuserwerb keine zwingende Voraussetzung für die korrekte Kasusmarkierung am Artikel ist. Der Erwerb der Markierung des Kasus an Artikeln wird dadurch erschwert, dass diese sich auditiv teilweise schlecht voneinander unterscheiden lassen (z. B. ‚den / dem'; ‚ein / einen'). Problematisch ist auch, dass sich das Genus- und Kasussystem überschneiden und das Erkennen eindeutiger Formen und Markierungen damit erschwert ist. Dies bedeutet, dass eine Form mehrere grammatische Funktionen erfüllen kann, wie z. B. die Form ‚der', welche sowohl Maskulina im Nominativ als auch Feminina im Dativ und Genitiv markiert [‚Der Junge (Nominativ) gibt das Paket der Frau (Dativ)'].

Kinder mit Dysgrammatismus machen zwei- bis dreimal so viele Fehler bei der Kasusmarkierung als sprachunauffällige Kinder. Einige zeigen dabei Umgehungstaktiken, indem sie in akkusativ- und dativfordernden Kontexten die obligatorischen Artikel auslassen, oder durch Platzhalter (z. B. * ‚de') ersetzen. In nominativfordernden Kontexten verwenden die Kinder den Artikel allerdings, weshalb es kein reines Problem der Artikeleinsetzung ist.
Andere Kinder verwenden falsche Kasusmarkierungen bzw. Übergeneralisierungen (Motsch, 2010; Kannengieser, 2015). Zu den Übergeneralisierungen zählen die Verwendung des Nominativs anstatt des Akkusativs (* ‚Ich werfe der Ball') bzw. Dativs sowie die Verwendung des Akkusativs anstatt des Dativs (* ‚Ich gebe das den Hund'). Eine Übergeneralisierung des Dativs z. B. auf den Akkusativ ist nicht zu beobachten (Kauschke & Siegmüller, 2010; Eisenbeiss, Bartke & Clahsen, 2005/2006).

Kindern fällt die Kasusmarkierung am Pronomen im Vergleich zum Artikel oft leichter (‚Das schenke ich dir'). Die Kasusmarkierung an Pronomen wie ‚dir' oder ‚mich' besitzt allerdings mehr eine semantische, besitzanzeigende Funktion als eine formal syntaktisch-morphologische. Kinder verwenden diese Strukturen als formelhafte, nicht-analysierte Einheiten, denen noch kein Regelerwerb zugrunde liegt.

Zusammenfassung typischer Symptome

Eine Übersicht der typischen Symptome von Kindern mit Dysgrammatismus auf den Ebenen Syntax und Morphologie findet sich in Tabelle 5 auf Seite 21.

SYNTAX		
Grammatischer Bereich	**Mögliche Symptome**	**Fehlerhafte Sprachbeispiele**
Verwendung obligatorischer Satzglieder	• Subjekt, Verb, Objekt und / oder Funktionswörter werden ausgelassen • Fehlende Artikeleinsetzung	→ _ wirft den Ball. Ich _ dahin. Er kauft _. Ich gehe _ Kino. → _ Hund springt hoch.
Verbzweitstellung	• unflektierte Verben in Verbendstellung • flektierte Verben in Verbendstellung • unflektierte Verben in Verbzweitstellung • sonstige, abweichende Verbstellung	→ Die Oma Kuchen backen. → Die Oma Kuchen backt. → Die Oma backen Kuchen. → Heute die Oma backt Kuchen.
Syntaktisch komplexe Sätze	• Produktion einfacher Hauptsätze mit geringer Variation bzw. mit dem starren Aufbau Subjekt-Verb-Objekt • fehlende Topikalisierungen	→ Ich schieße den Ball und der fliegt ins Tor.
Nebensätze	• keine / kaum Produktion von Nebensätzen • Aneinanderreihung von Hauptsätzen (z. T. mit ‚und') • fehlende oder falsche Nebensatzeinleiter • Abweichende Verbstellung (Verbzweitstellung, starre Subjekt-Verb-Konstruktion)	→ Ich setze die Mütze auf. Es ist kalt draußen. → Ich setze die Mütze auf, wegen es kalt draußen ist. → Ich brauche eine Mütze, wenn ist es kalt draußen.

MORPHOLOGIE		
Grammatischer Bereich	**Mögliche Symptome**	**Fehlerhafte Sprachbeispiele**
Subjekt-Verb-Kongruenz	• Verwendung der Stammformen oder infinitivartiger Formen • Übergeneralisierung einer oder mehrerer Formen bei unvollständigem Flexionsinventar • Verwendung falscher Formen bei vollständigem Flexionsinventar	→ Du werfen / werfe den Ball. → Ich werft den Ball / Du werft den Ball / Wir werft den Ball. → Du werft den Ball. → Er werfst den Ball.
Genus	• Verwendung von Platzhaltern • Verwendung von falschen Artikeln	→ de Hund → die Hund
Numerus	• Verwendung der Singularform • Übergeneralisierung einer oder mehrerer Pluralmarkierungen bei unvollständigem Inventar • Verwendung falscher Pluralmarkierungen bei vollständigem Inventar • Doppelmarkierungen	→ Vogel, Brot, Kuh → Vogeln, Broten, Kuhen → Vögels, Broten, Kuhen → Vögeln, Bröte, Kühen
Kasus	• Übergeneralisierung des Nominativs auf den Akkusativ • Übergeneralisierung des Nominativs auf den Dativ • Übergeneralisierung des Akkusativs auf den Dativ • Auslassung obligatorischer Artikel, an denen der Akkusativ / Dativ markiert wird • Ersetzung der obligatorischen Artikel, an denen der Akkusativ / Dativ markiert wird, durch Platzhalter	→ Ich streichele der Hund. → Ich sitze auf der Stuhl. → Der Junge steht auf den Rasen. → Ich gebe das __ Katze. → Ich gebe das de Katze.

Tabelle 5: Zusammenfassung typischer dysgrammatischer Symptome

1.2 Diagnostikverfahren: Wegweiser für die Grammatiktherapie?

Grammatische Fehler sind bei allen Kindern zu beobachten, auch bei denen, die einen unauffälligen Spracherwerb durchlaufen. Erst wenn bei einem Kind gehäuft Fehler zu beobachten sind, es gewisse grammatische Strukturen gar nicht erwirbt oder in seiner Sprache scheinbar kein System erkennbar ist, wird von einem Dysgrammatismus gesprochen (Böhme, 2003; Kruse, 2007; Kannengieser, 2015).
Das übergeordnete Ziel der logopädischen Diagnostik ist es, behandlungsbedürftige Symptome zu erkennen und von einem unauffälligen Erwerb bzw. einem reinen Förderbedarf abzugrenzen (AWMF, 2011). Einen allgemein gültigen diagnostischen Weg hierfür gibt es nicht, zumal es auch an evidenzbasierten Untersuchungsverfahren und -methoden mangelt.

Die Arbeitsgemeinschaft der Wissenschaftlichen Medizinischen Fachgesellschaften e. V. (AWMF, 2011) empfiehlt daher ein mehrschrittiges diagnostisches Vorgehen bei Verdacht auf SSES und somit auch bei Verdacht auf Störungen im Grammatikerwerb.
Am Anfang des diagnostischen Prozesses steht eine ausführliche Anamnese mit den Bezugspersonen des Kindes. Danach folgt die Verwendung von unterschiedlichen Verfahren zur gezielten Untersuchung der sprachlichen Fähigkeiten des Kindes wie Screenings, informellen oder normierten / standardisierten Untersuchungsinstrumenten sowie Spontansprachanalysen.

Screeningverfahren

Um innerhalb kurzer Zeit eine Aussage darüber treffen zu können, ob bei einem Kind ein Risiko für eine SSES vorliegt, können Sprachtherapeuten zunächst Screeningverfahren (auch Siebverfahren genannt) anwenden. Screeningverfahren geben erste Hinweise auf das Vorliegen einer Störung und ermöglichen Sprachtherapeuten zeitökonomisch einen groben Einblick in die vorliegende Problematik (Eicher, 2009; Beushausen, 2007). Mit Hilfe der Ergebnisse kann zwischen Risikokindern und unauffälligen Kindern unterschieden werden.
Als Risikokinder gelten die Kinder, die eine festgelegte Leistungsgrenze nicht erreichen (Kany & Schöler, 2010). Screenings ermöglichen allerdings keine detaillierte Beschreibung des sprachlichen Profils eines Kindes und geben daher keine konkreten Hinweise für eine Therapieplanung.

Um geeignete Förder- oder Therapiemaßnahmen für diese Risikokinder einzuleiten, sollte im Anschluss an ein Screeningverfahren eine genaue diagnostische Abklärung mittels informeller oder standardisierter Instrumente erfolgen. Diese beruhen hinsichtlich ihrer Durchführung für die Überprüfung von expressiven Fähigkeiten meistens auf Elizitationsverfahren. Dabei werden dem Kind während der Untersuchung durch bestimmte Frage- oder Aufgabenstellungen gezielt Äußerungen entlockt (elizitiert). Diese Vorgehensweise dient dazu sprachliche Äußerungen auszulösen, welche Kinder spontan nur gelegentlich oder gar nicht zeigen. Dadurch können gezielt Sprachdaten für eine Beurteilung der Sprache und die Erstellung eines sprachlichen Profils erhoben werden (Kany & Schöler, 2010).

Informelle Verfahren

Als informelle Verfahren werden nicht standardisierte Instrumente bezeichnet. Gütekriterien des Verfahrens wie Objektivität, das heißt die Unabhängigkeit von der jeweiligen Untersucherin, Zuverlässigkeit (Reliabilität) und Gültigkeit (Validität) wurden nicht geprüft. Den Verfahren liegen keine Normwerte zugrunde, die einen direkten Vergleich mit den sprachlichen Leistungen von Kindern im selben Alter ermöglichen. Sie basieren unter Umständen auf einer kriterialen Norm. Dies bedeutet, dass sie sich an Erwerbszielen orientieren, die auf Beobachtungen des unauffälligen Spracherwerbs beruhen.

Mit informellen Verfahren kann qualitativ beschrieben werden, welches sprachliche Ziel ein Kind (noch nicht) erreicht hat. Voraussetzung für die Interpretation der Ergebnisse ist allerdings ein fundiertes Wissen über den ungestörten und gestörten Grammatikerwerb. Andernfalls kann nicht bestimmt werden, ob eine sprachliche Auffälligkeit bereits ein Symptom darstellt.

Standardisierte Verfahren

Standardisierte Verfahren sind wissenschaftliche Instrumente, welche klare Vorgaben zur Untersuchung, Auswertung und Interpretation von sprachlichen Merkmalen und Leistungen machen. Durch die detaillierte Anweisung können Durchführung, Auswertung und die Ergebnisinterpretation unabhängig vom Testanwender auf die gleiche Weise, das heißt objektiv, erfolgen.

Im Normalfall erfüllen standardisierte Tests die Gütekriterien und wurden anhand einer repräsentativen Stichprobe normiert (Beushausen, 2007). Dementsprechend können die Ergebnisse eines Kindes mit Normdaten verglichen und eingeordnet werden. Dadurch können Sprachtherapeuten quantitativ einschätzen, ob ein Kind altersgemäße sprachliche Fähigkeiten in den untersuchten Bereichen zeigt. Ziel ist die Klassifikation der Symptome bzw. die Selektion der Kinder mit auffälligem Spracherwerb. Allerdings fehlen zum Teil qualitative Informationen zu den Sprachfähigkeiten für eine konkrete Therapieplanung.

Spontansprachanalyse

Die Spontansprachanalyse wird oft als wichtigste Informationsquelle für die Beurteilung der Sprachfähigkeiten eines Kindes genannt (u. a. Dannenbauer, 2002). Vorteilhaft ist, dass sie detaillierte Informationen zur Sprache des untersuchten Kindes liefert, welche in einer natürlichen und alltagsnahen Situation beobachtet wird. Meist werden Spontanspracherhebungen ergänzend zu einem informellen oder standardisierten Verfahren durchgeführt.

Eine systematische Analyse der Spontansprache hat sich im logopädischen Praxisalltag aus verschiedenen Gründen nicht durchgesetzt.

Problematisch ist, dass das Kind je nach Gestaltung der Beobachtungssituation seine sprachlichen Fähigkeiten nicht vollständig zeigen kann. So verwendet das Kind bei einem gemeinsamen Spiel mit einem Einkaufsladen vielleicht die Verbzweitstellung, den Plural oder das Genus. Topikalisierungen oder Nebensätze äußert das Kind jedoch unter Umständen nicht, weil der Kontext dies nicht erfordert. Dies bedeutet in einem solchen Fall aber nicht automatisch, dass das Kind diese Strukturen nicht beherrscht.
Einige Kinder vermeiden auch die Strukturen, die ihnen noch Schwierigkeiten bereiten, sodass sich ihre Spontansprache weniger auffällig zeigt.
Um diagnostisch und therapeutisch relevante sprachliche Fähigkeiten eines Kindes zu erheben, sind daher verbale Aufforderungen der Therapeutin an das Kind ausschlaggebend. Mit gezielten Fragen können in der gelenkten Spontansprache bestimmte Sprachstrukturen hervorgerufen werden, indem z. B. zur Elizitation eines Nebensatzes gefragt wird: ‚Wann ziehst du Handschuhe an?' (→ ‚Wenn es kalt ist.'). Bestimmte Strukturen wie Topikalisierungen sind jedoch nur schwer auszulösen.

Die Gesprächs- und Beobachtungssituation erfordert allgemein eine intensive Vorbereitung der Sprachtherapeutin. Der größte Nachteil von Spontansprachanalysen ist der benötigte Zeitaufwand für die Durchführung und Auswertung. Um aussagekräftige Ergebnisse zu erhalten, müssen 30 – 50 analysierbare Aussagen in transkribierter Form vorliegen (Schrey-Dern, 2006). Dafür haben viele Sprachtherapeuten im Praxisalltag keine zeitlichen Kapazitäten.

Einordung der Symptome – Hierarchisierung der Therapieziele

Standardisierte Verfahren verfolgen meist das Ziel einer Klassifikation bzw. Selektion: Kinder mit einem auffälligen Spracherwerb sollen von denen mit unauffälligen Sprachfähigkeiten getrennt und korrekt als ‚auffällig' klassifiziert werden (AWMF, 2011). Diese Selektionsdiagnostik stellt den Ausgangspunkt für eine therapeutische Konsequenz dar (Grohnfeldt, 2009). So kann zum Beispiel festgestellt werden, ob das getestete Kind eine logopädische Behandlung benötigt oder nicht. Eine rein klassifizierende Diagnostik ermöglicht aber in der Regel noch keine Erstellung eines Profils der kindlichen Sprachfähigkeiten. Sie ist erst der Anfang eines Entscheidungsprozesses (Siegmüller et al., 2016). Kriteriengeleitete Untersuchungsmethoden wie Elizitierungen und Spontanspracherhebungen stellen eine sinnvolle Ergänzung dar. Notwendig sind allerdings fundierte Theoriekenntnisse des gestörten und ungestörten Grammatikerwerbs, um für das jeweilige Alter und Störungsbild relevante Fähigkeiten zu elizitieren und die beobachteten Fähigkeiten zu interpretieren.

Sprachtherapeuten stoßen oft auf das Problem, dass weder die Ergebnisse einzelner Testverfahren noch die der kriteriengeleiteten Untersuchung einfach mit konkreten Therapiezielen für das jeweils getestete Kind in Verbindung gebracht werden können (Crais & Roberts, 1991). Kinder mit Dysgrammatismus stellen eine heterogene Gruppe dar. Selten gleicht ein logopädischer Befund dem anderen. Und selbst für Kinder mit vergleichbarem Störungsschwerpunkt kann es sinnvoll sein, unterschiedliche Therapieziele zu formulieren (Schrey-Dern, 2006).

In den verschiedenen Handanweisungen der Testverfahren wird als Therapieziel meist der Erwerb einzelner grammatischer Funktionen angegeben, mit denen das Kind Schwierigkeiten hat. Dabei wird zwar oft auf eine entwicklungschronologische Hierarchisierung der Ziele hingewiesen, d. h. es soll diejenige Funktion zuerst therapiert werden, die im ungestörten Spracherwerb als nächstes erworben werden würde. Aber die Frage nach der individuellen Identifizierung von Therapiezielen sowie nach der darauf aufbauenden Planung der Therapie für das jeweilige Kind bleibt unbeantwortet. Einige Diagnostikverfahren geben auch gar keine Hinweise bezüglich der Ableitung von Therapiezielen, sondern erwähnen pauschal, dass bei Auffälligkeiten Therapiebedarf besteht (Suchodoletz, 2009). Eine Leitlinie zur Therapie von Kindern mit (S)SES ist für 2017 angekündigt (AWMF, n. d.).

Sprachtherapeuten müssen folglich nach eigenem Ermessen eine Entscheidung darüber treffen, welche Schwerpunkte die Behandlung beinhalten und in welcher Reihenfolge vorgegangen werden soll. Dies stellt eine Herausforderung für die Praxis dar und der Schritt von den Diagnostikergebnissen zur Ableitung der Therapieziele bleibt oft mit Unsicherheiten behaftet.

Für das Störungsbild des Dysgrammatismus existierte bisher kein Instrument, welches Sprachtherapeuten bei der Identifizierung einzelner, konkreter sprachlicher Ziele und ihrer Hierarchisierung als Hilfestellung dienen könnte. Neben der Analyse der grammatischen Fähigkeiten erscheint es zudem sinnvoll, in diesen Prozess der Therapiezielfindung und Therapieplanung auch das Kind als ganze Person mit seinem individuellen Umfeld mit einzubeziehen. Es stellen sich daher folgende Fragen:

- Wann bedürfen Symptome einer Behandlung?
- Welche weiteren Fähigkeiten und Faktoren beeinflussen die Auswahl des Therapieziels?
- Die Behandlung welchen Symptoms stellt einen sinnvollen Therapieeinstieg dar?
- In welcher Reihenfolge sollten die gefundenen Symptome behandelt werden?

Das Praxisbuch hat zum Ziel, Antworten auf diese Fragen zu geben. Der Prozess der Therapieplanung wird sowohl durch die Vermittlung des notwendigen Hintergrundwissens als auch durch praxistaugliche Protokollbögen und Checklisten unterstützt. Die Therapieplanungshilfe des Praxisbuchs und ihre Instrumente ersetzen nicht die beschriebene logopädische Diagnostik. Auch die Beurteilung, ob eine sprachliche Auffälligkeit tatsächlich ein Symptom ist, bedarf des Einsatzes entsprechender Untersuchungsverfahren. Das Praxisbuch hilft Sprachtherapeuten jedoch in ihrem Therapiealltag bei der Beschreibung und Einordnung sprachlicher Symptome.

Im Folgenden werden Kriterien vorgestellt, welche dabei helfen, die in der Untersuchung identifizierten Symptome für die Therapie zu bewerten sowie eine Hierarchisierung und damit eine konkrete, einzelfallorientierte Therapieplanung zu ermöglichen.

2. Therapieplanung

Prozessorientierung

Die Ableitung von Therapiezielen bildet die Grundlage für eine erfolgreiche Grammatiktherapie (Dannenbauer, 2002). Auf der Grundlage der durchgeführten quantitativen und qualitativen Diagnostik des sprachlichen und gegebenenfalls auch des nicht-sprachlichen Entwicklungsstands muss individuell entschieden werden, welche Bereiche therapierelevant sind und in welcher Reihenfolge diese erarbeitet werden sollen. Die logopädische Therapieplanung sollte interdisziplinär (z. B. mit den Erziehern / Lehrern) erfolgen und bezogen auf das Störungsbild des Kindes den aktuellen Forschungsstand berücksichtigen (Schrey-Dern, 2006). Der eingangs erstellte Plan für die Therapie bildet jedoch immer nur eine Momentaufnahme ab. Therapieplanung ist prozessorientiert und erfordert eine kontinuierliche Überprüfung und Anpassung. Behandlungsschwerpunkte und -ziele müssen im Therapieprozess evaluiert und gegebenenfalls geändert werden. Es ist daher sinnvoll, Ziele zunächst nur für ein Behandlungsintervall, d.h. für circa zehn bis dreißig Therapieeinheiten, zu setzen (Schrey-Dern, 2006).

SMART – Regel für Kinder mit Dysgrammatismus

Eine klare Zielformulierung verbessert die Erfolgsprognose (Baumgartner, 2008). Um dies zu erreichen, wird häufig die SMART-Regel empfohlen. SMART ist ein aus den Anfangsbuchstaben mehrerer Wörter gebildetes Kurzwort und bedeutet, dass therapeutische Ziele

- **s**pecific: spezifisch, d.h. möglichst genau und konkret
- **m**easurable: messbar
- **a**chievable: erreichbar

SMART-Regel	Erläuterung	Bespiele für eine Zielformulierung
Spezifisch	• Welche spezifische Leistung soll verbessert werden? • Ist das Ziel genau formuliert und für alle Beteiligten verständlich?	Timo unterscheidet sprachlich zwischen der Ein- und der Mehrzahl, wobei die Form der Mehrzahlbildung noch nicht korrekt sein muss.
Messbar	• In welchem Ausmaß soll sich die Leistung verbessern? • Wie kann die Verbesserung gemessen werden?	Timo kann in der Spontansprache in den notwendigen Kontexten zu 90 % die Mehrzahl markieren.
Erreichbar	• Ist das Ziel für das Kind im geplanten Behandlungszeitraum erreichbar? • Sind die notwendigen Rahmenbedingungen hierfür gegeben?	Die Eltern sind über Therapieziele und -inhalt sowie ihre Rolle im Rahmen der Therapie aufgeklärt. Sie unterstützen die Therapie durch Einhaltung der Termine sowie Durchführung der Hausaufgaben. Timo arbeitet konzentriert und gerne mit.
Relevant	• Ist das Ziel für den Patienten bedeutsam? • Stimmt es mit seinen Wünschen überein?	Das Erreichen des Ziels ermöglicht es Timo, sich spezifischer auszudrücken und bildet die Grundlage für den weiteren Pluralerwerb.
Terminierbar	• In welchem Zeitraum soll das Ziel erreicht werden?	Das Ziel soll innerhalb von vier Wochen erreicht werden.

Tabelle 6: Anwendung der SMART-Regel bei einem Kind mit Dysgrammatismus

- **r**elevant: relevant, d.h. bedeutsam für den Patienten
- **t**imed: terminierbar, d.h. zeitlich bestimmt

formuliert werden sollten (Beushausen & Grötzbach, 2011). Ein Beispiel für die Anwendung der SMART-Regel für Kinder mit Dysgrammatismus findet sich in Tabelle 6 auf Seite 26.

Komplexe Ziele sollten in kleine Unterziele unterteilt werden, um schrittweise die Erreichbarkeit zu gewährleisten (Dannenbauer, 2003). So besteht für Timo (siehe Tabelle 6) nicht das Ziel, den Plural direkt korrekt zu markieren, sondern zunächst das Konzept Ein- und Mehrzahl zu erwerben und darauf aufbauend einen sprachlichen Unterschied der beiden Formen zu markieren.

Hypothesenbildung

Was sind aber nun die „richtigen" Ziele für Kinder mit einer SSES und einem Störungsschwerpunkt auf syntaktisch-morphologischer Ebene? Laut Dannenbauer (2003) ist die Zielfindung und Therapieplanung ein Prozess des individuellen Abwägens, der immer auch mit einem Irrtumsrisiko einhergeht. Therapieziele zu bestimmen ist demnach vergleichbar mit der Formulierung einer Hypothese.

Auf Basis des Entwicklungsstandes des Kindes, aktueller Forschungsergebnisse, der Erfahrung der Sprachtherapeutin und / oder den Wünschen des Kindes und seiner Eltern wird die Entscheidung getroffen, welches Ziel als erstes erarbeitet werden soll. Erst im Verlauf der Therapie kann bewertet werden, ob der eingeschlagene Weg auch der richtige war. Dies ist dann der Fall, wenn sich zeigt, dass das gewählte Therapieziel erreicht werden konnte und sich die sprachlichen Fähigkeiten des Kindes verbessern.

Bei den meisten Kindern kristallisieren sich mehrere Therapieziele heraus. Die Aufgabe der Sprachtherapeutin ist es, die grundlegenden Ansatzpunkte herauszufinden, die den Grammatikerwerb des Kindes best- bzw. schnellstmöglich fördern (Dannenbauer, 2002). Hierbei kann die Berücksichtigung von acht unterschiedlichen Kriterien eine Hilfestellung leisten:

- Übergeordnet folgt die Therapie syntaktisch-morphologischer Störungen der **Entwicklungschronologie**. Das heißt, Therapieziele orientieren sich am ungestörten Spracherwerb (Kapitel 2.1).
- Die gemeinsame Zielfindung mit der Familie und dem Kind sowie die explizite Berücksichtigung ihrer Wünsche und subjektiven Anliegen ist in den letzten Jahren immer stärker in den Fokus gerückt. Es gilt, die **Patientenperspektive** bei der Therapieplanung zu berücksichtigen (Kapitel 2.2).
- Es erscheint sinnvoll, Faktoren, die zur **Verursachung** bzw. **Aufrechterhaltung** der sprachlichen Problematik beitragen, in den Zielsetzungsprozess einzubeziehen. Hierzu zählen auch nicht-sprachliche Fähigkeiten und Funktionen wie Wahrnehmung und Konzentration (Kapitel 2.3).
- Dies gilt auch für die Analyse und Bewertung der **Fähigkeiten auf den weiteren sprachlichen Ebenen** Phonetik-Phonologie, Semantik-Lexikon und Pragmatik-Kommunikation. Welche Leistungen sind z. B. Voraussetzung für die grammatische Entwicklung und wodurch kann das sprachliche Lernen auf dieser Ebene bestmöglich unterstützt bzw. gegebenenfalls sogar ausgelöst werden (Kapitel 2.4)?
- Letztendlich geht es auch um die Identifizierung der Ziele, welche die Leistungsfähigkeit des Kindes als Kommunikationspartner wiederherstellen und damit die **Verständlichkeit** des Kindes möglichst schnell verbessern (Kapitel 2.5).
- Die Ziele sollten einer gewissen **Logik** folgen (Kapitel 2.6) und für das Kind **erreichbar** sein (Kapitel 2.7).
- Es ist von Vorteil zunächst die Bereiche zu therapieren, die **gut vermittelbar und regelhaft** sind (Kap. 2.8).

2.1 Entwicklungschronologisches Vorgehen

Als zentrales Kriterium im Zielsetzungsprozess der Grammatiktherapie gilt die Orientierung an der Entwicklungschronologie. Die Sprachtherapeutin lässt sich dabei von der Frage leiten, welche grammatische(n) Regel(n) das Kind aktuell noch nicht erworbenen hat und welcher Schritt in der ungestörten Entwicklung als nächster käme. Die Zielableitung erfolgt dabei ausschließlich funktionsorientiert, d. h. sie orientiert sich am Grammatiksystem des Kindes. Die notwendige Voraussetzung für die Ableitung von Zielen auf Basis der Entwicklungschronologie ist, dass im Rahmen der Diagnostik die Fähigkeiten überprüft wurden, die entwicklungschronologisch für das Kind relevant sind, d. h. die Fähigkeiten, die in der Entwicklung des Kindes als nächstes anstehen. Die Interpretation erfolgt auf der Grundlage eines fundierten, aktuellen Wissens über den gestörten und ungestörten Grammatikerwerb.

Wie ausgeprägt sich eine (zeitliche) Abweichung im Grammatikerwerb zeigen muss, damit Behandlungsbedarf besteht, ist in der Literatur umstritten. Im Hinblick auf eine Sprachtherapie stellt sich die Frage, zu welchem Zeitpunkt in der Entwicklung eines Kindes die sprachlichen Symptome als noch altersgemäß zu bewerten bzw. ab wann sie therapiebedürftig sind. Folglich muss ein Abgleich mit dem ungestörten Grammatikerwerb erfolgen.

Allgemein ist zwischen dem ersten Auftreten einer grammatischen Form, ihrer produktiven Verwendung und ihrem (abgeschlossenen) Erwerb zu unterscheiden (Ulrich et al., 2016).

Zu Beginn verwenden Kinder stark formelhafte Äußerungen, die nicht-analysierte Einheiten darstellen und nicht bedeuten, dass eine zugrundeliegende Regel entdeckt wurde (z. B. ‚Wo is er?' = feste, ganzheitliche Form, die nicht auf den Erwerb von Fragen hindeutet). Es folgt eine Phase, in der fehlerhafte Formen, formelhafte Äußerungen und regelkonforme Strukturen parallel vorkommen. Nach und nach nimmt der Anteil korrekt produzierter Äußerungen zu, bis das Kind die Struktur erworben hat.

Ab wann eine Struktur letztendlich als erworben gilt, wird in der Literatur nicht einheitlich beschrieben. Motsch (2009) geht vom erfolgreichen Erwerb einer grammatischen Regel aus, wenn das Kind in mehr als 90 % aller Kontexte, welche die Anwendung der Regel erfordern, sprachliche Korrektheit erreicht hat. Auch Kannengieser (2015) schlägt vor, bei einer Zielerreichung von 90 % mit der Therapie eines neuen sprachlichen Symptoms zu beginnen. Deutlich niedriger setzt Dannenbauer (1999) den Maßstab an. Er beschreibt, dass ein Kind voraussichtlich selbstständig und eigenaktiv die volle Beherrschung einer Zielform erreichen wird, wenn es diese in mehr als der Hälfte der erforderlichen Kontexte korrekt gebraucht.

Es erscheint daher sinnvoll, im diagnostischen Prozess auch normierte Verfahren einzusetzen, die die Interpretation der kindlichen Sprachfähigkeiten erleichtern.

Für den Erwerb der im Folgenden näher betrachteten acht Funktionen wird einerseits ein konkreter Zeitpunkt angegeben, der in der Literatur häufig als Erwerbsalter genannt wird. Andererseits wird für interessierte Leser jeweils auf Literatur verwiesen, die den Erwerb ausführlicher und gegebenenfalls auch kontrovers diskutiert.

Verwendung obligatorischer Satzglieder

Hinsichtlich der Verwendung obligatorischer Satzglieder sind in der Literatur weitestgehend übereinstimmende Altersangaben zu finden. Bis zu ihrem dritten Geburtstag verwenden sprachunauffällige Kinder nicht alle obligatorischen Satzglieder. Danach gehen Auslassungen von Subjekten und Verben deutlich zurück. Mit 4;0 Jahren verwenden Kinder obligatorische Artikel. Objekte werden später, mit ca. 4;6 Jahren, sicher gebraucht.

Penner und Kölliker-Funk (1998) betrachten den Erwerb der Artikeleinsetzung differenziert und beschreiben eine kleinschrittige Entwicklungsreihenfolge. Kinder verwenden Artikel zunächst bei Eigennamen (‚der Paul', sofern dies dialektal gegeben ist), danach „verdeckt" in Form von Possessivartikeln (‚mein Hund'). Im Anschluss folgen der Erwerb der Artikel vor Unika (z. B. Gestirne wie ‚die Sonne') und zuletzt die Verwendung von Artikeln bei Generika, d. h. bei zählbaren Gattungsbegriffen, bei denen der Artikel obligatorisch ist (‚der Hund').

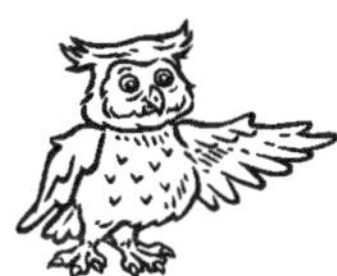

Eine Therapie mit dem Fokus auf der **Verwendung obligatorischer Satzglieder** ist sinnvoll

- **ab 3;0 Jahren**, wenn obligatorische Subjekte und Verben ausgelassen werden
- **ab 4;0 Jahren**, wenn obligatorische Artikel ausgelassen werden
- **ab 4;6 Jahren**, wenn obligatorische Objekte ausgelassen werden

→ *Für nähere Informationen zum Erwerb der* ***obligatorischen Satzglieder*** *siehe: Clahsen, (1986); Motsch, (2010); Kannengieser, (2015)*

Verbzweitstellung im Hauptsatz

Die Verbzweitstellung im Hauptsatz wird – darüber herrscht in der Literatur ein Konsens – weitestgehend mit ca. 3;0 Jahren gemeistert.

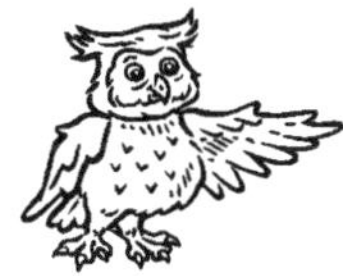

Eine Therapie mit dem Fokus auf der **Verbzweitstellung im Hauptsatz** ist sinnvoll

- **ab 3;0 Jahren**, wenn ein Kind Verben in Hauptsätzen in Endstellung positioniert.

→ *Für nähere Informationen zum Erwerb der* ***Verbstellung*** *siehe: Penner & Kölliker-Funk (1998), Michaelis & Niemann (2010), Tracy (2008), Lindner (2002), Siegmüller & Beier (2015)*

Syntaktisch komplexe Sätze

Laut Clahsen (1986) beherrschen sprachunauffällige Kinder syntaktisch komplexe Satzstrukturen mit 3;6 Jahren. Kannengieser (2015) beobachtet, dass der Erwerb bis zum Erreichen des vierten Geburtstages eines Kindes anhält. Zu dem Zeitpunkt variieren Kinder ihren Satzbau und verwenden Topikalisierungen, Frage- und Aufforderungsätze. Eine Überrepräsentation von Subjekt-Verb-Objekt-Sätzen im Alter von 4;6 Jahren kann ein Hinweis auf einen sich manifestierenden kompensierten Dysgrammatismus sein (Siegmüller, 2013). Entsprechend sollten syntaktisch komplexe Sätze ab 4;6 Jahren Therapieinhalt sein.

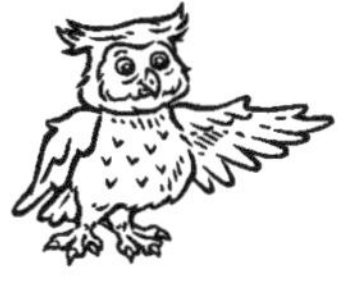

Eine Therapie der **syntaktisch komplexen Sätze** ist sinnvoll

- **ab 4;6 Jahren,** wenn ein Kind ausschließlich starre Sätze (nach dem Subjekt-Verb-Objekt-Muster) ohne Topikalisierungen, Frage- oder Aufforderungssätze verwendet.

→ *Für nähere Informationen zum Erwerb der* ***syntaktisch komplexen*** *Sätze siehe: Clahsen (1986), Kannengieser (2015), Siegmüller (2013)*

Nebensätze

Um den dritten Geburtstag beginnt ein Kind Nebensätze zu verwenden (Bittner, 2012). Mit deren Erwerb wird eine neue Satzart erlernt, welche ein finites Verb in der Satzendstellung und nebensatzeinleitende Elemente (Konjunktionen) fordert, wie z. B. ‚wenn, dass, weil, wie, ob' oder Relativpronomen.
Sprachunauffällige Kinder vollziehen diesen Erwerbsschritt annähernd fehlerfrei. Auch die Verbstellung bereitet Kindern in Nebensätzen keine Probleme (Clahsen, 1986; Szagun, 2006). Lediglich in Nebensätzen mit Hilfs- oder Modalverben treten Fehler auf (Kauschke & Siegmüller, 2010; Schwytay, 2012).

Bezüglich des Zeitpunktes, wann ein Kind Nebensätze erworben haben muss, weichen die Angaben in der Literatur voneinander ab und umfassen die Zeitspanne von 4;0 bis 5;6 Jahren. Der Erwerb komplexer Satzstrukturen ist erst mit 4;6 Jahren abgeschlossen. Es erscheint nicht sinnvoll, Nebensätze vor diesem Zeitpunkt zu therapieren, da ihre Komplexität die der Topikalisierungen, Frage- und Aufforderungssätze übersteigt.

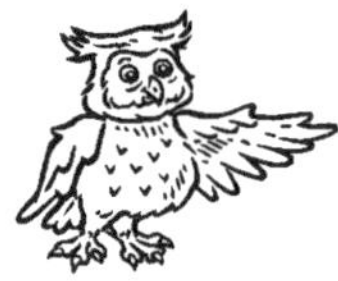

Eine Therapie der **Nebensätze** ist sinnvoll

- **ab 5;0 Jahren,** wenn ein Kind noch keine Nebensätze, Nebensätze mit fehlender oder falscher Konjunktion oder Nebensätze mit falscher Verbstellung bildet.

→ *Für nähere Informationen zum Erwerb der* ***Nebensätze*** *siehe: Clahsen (1986), Andresen (2005), Kannengieser (2015), Dittmann (2010), Schwytay (2012), Bittner (2012)*

Subjekt-Verb-Kongruenz

Der Erwerb der Subjekt-Verb-Kongruenz beginnt im Alter von ca. 1;6 Jahren. Zu Beginn ist eine häufige Verwendung des Infinitivs (* ‚ich fahren') oder infinitivartiger Formen des Verbs (* ‚er fahre') zu beobachten, unabhängig von der grammatischen Person. Kinder erwerben anschließend die 3. oder 1. Person Singular, welche sie übergeneralisieren (* ‚ich malt' oder * ‚er male'; Riederer & Schwytay, 2012). Mit ca. 3;0 Jahren erwirbt das Kind die 2. Person Singular und erreicht dadurch einen entscheidenden Schritt im Erwerb des Kongruenzsystems, da es laut Clahsen (1986) ab sofort keine Übergeneralisierungen der Verbflexionen mehr zeigt und das System erfolgreich meistert.

Während einige Autoren den Erwerb der Subjekt-Verb-Kongruenz im Alter von 3;0 Jahren zusammen mit dem Erwerb der Verbzweitstellung als abgeschlossen betrachten, beschreiben andere ein Erwerbsende mit der korrekten Verwendung der 2. Person Singular zum vierten Geburtstag. Diese längere Erwerbsphase gilt insbesondere für die unregelmäßigen Formen wie ‚laufen' oder ‚helfen', die noch länger fehlerhaft gebraucht werden (* ‚er lauft'; * ‚Helfst du mir?').

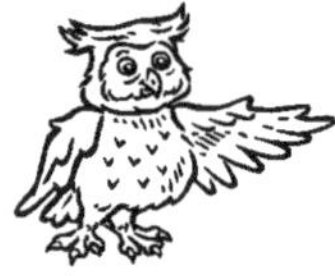

Eine Therapie der **Subjekt-Verb-Kongruenz** ist sinnvoll

- **ab 3;0 Jahren,** wenn das Flexionsparadigma für die Subjekt-Verb-Kongruenz unvollständig ist, Verben unflektiert in Verbzweitstellung bzw. Verbendstellung stehen oder falsche Verbflexionen verwendet werden.

→ *Für nähere Informationen zum Erwerb der* ***Subjekt-Verb-Kongruenz*** *siehe: Andresen (2005), Szagun (2006), Dittmann (2010), Riederer & Schwytay (2012), Bittner (2012)*

Eine isolierte Therapie der Subjekt-Verb-Kongruenz ohne Berücksichtigung der Fähigkeiten im Bereich der Verbzweitstellung ist aus linguistischer Sicht wenig gewinnbringend. Beide Bereiche sind eng miteinander verknüpft. Infinitive in Verbzweitstellung (* ‚Du spielen mit dem Ball.') weisen neben Unsicherheiten bei der Verbflexion u. U. auch auf eine noch nicht vollständig erworbene Verbzweitstellungsregel hin (siehe dazu auch Kapitel 1.1).

Genus

Sprachunauffällige Kinder erlernen das grammatische Geschlecht (Genus) fast fehlerfrei (Szagun, 2006). Sie verwenden ab dem Zeitpunkt, zu dem Artikel im unauffälligen Spracherwerb eingesetzt werden, auch meist die richtige Form (Dittmann, 2010) und machen von da an nur noch gelegentlich Fehler (Szagun, 2006).

Hierzu zählen Platzhalter wie ‚de' oder die falsche Zuordnung eines Genus zum Nomen. Hinsichtlich des konkreten Erwerbsalters des Genus gibt es in der Literatur allerdings nur wenig Übereinstimmung und die Angaben umfassen eine Zeitspanne von zwei Jahren. Während einige Autoren den Genuserwerb mit 3;0 Jahren als abgeschlossen betrachten, geben andere dafür erst den vierten oder fünften Geburtstag an.

Da die Markierung des Genus die Artikeleinsetzung voraussetzt, die mit 4;0 Jahren als erworben gilt, erscheint eine Therapie des Genus erst nach diesem Alter logisch und sinnvoll.

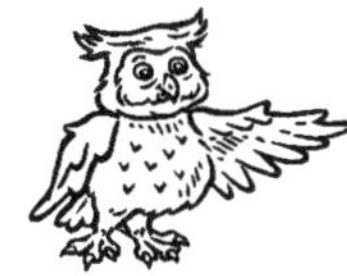

Eine Therapie des **Genus** ist sinnvoll

- **ab 4;6 Jahren,** wenn ein Kind Platzhalter für Artikel einsetzt oder den Nomen das falsche Genus zuweist.

→ *Für nähere Informationen zum Erwerb des **Genus** siehe: Penner & Kölliker-Funk (1998), Szagun (2006), Tracy (2008), Kannengieser (2015), Dittmann (2010)*

Numerus

Kinder erwerben den Plural (Numerus) von Beginn an systematisch (Szagun, 2006). Dies zeigt sich daran, dass Übergeneralisierungen (* ‚Ritters, Besens, Schaufels') auftreten, bei denen die Kinder zwar eine falsche Regel anwenden, aber erkannt haben, dass sie einer Regel folgen müssen.

In der Literatur wird sich einheitlich für einen frühen Erwerbsbeginn ausgesprochen. Das Erwerbsende wird jedoch je nach Autor zwischen 4;0 und 6;0 Jahren beschrieben. Motsch (2010) sowie Kauschke und Siegmüller (2010) berichten von einer Vielzahl von Fehlern bei sprachunauffälligen Kindern, die sogar bis ins Schulalter anhalten können. Vereinzelte spontansprachliche Fehler sollten daher nicht als Therapieindikation angesehen werden. Erst wenn ein Kind den Plural gar nicht markiert, ein bis zwei Pluralformen übergeneralisiert oder kein System in den verwendeten Pluralmarkierungen erkennbar ist, ist eine Therapie angezeigt.

Kannengieser (2015) unterscheidet zwei Erwerbsschritte. An ihrem vierten Geburtstag sollten Kinder das Konzept von Singular und Plural erworben haben und in der Lage sein sprachlich zwischen Ein- und Mehrzahl zu unterscheiden. Dabei wird noch kein Anspruch auf Korrektheit der Pluralmarkierung gelegt. Erst in einem zweiten Schritt erfolgt der Ausbau des Pluralinventars. Meist wird dabei eine Erwerbsreihenfolge der Suffixe beschrieben, bei der die Markierungen -n, -en, -e und die Nullmarkierung als erstes erworben werden, gefolgt von -s, -er und -e mit Umlautveränderung. Als letztes wird die Nullmarkierung mit Umlautänderung erworben.

Die einzelnen Pluralformen erwerben Kinder nach und nach beginnend mit dem Suffix -n / -en (‚Blumen'). Zunächst besteht eine Übergeneralisierung von wenigen Formen bei einem unvollständigen Inventar, bis letztendlich mit dem Erwerb der Nullmarkierung mit Umlautveränderung (‚Vögel') ein vollständiges Flexionsinventar besteht und die jeweilige Form korrekt angewendet wird.

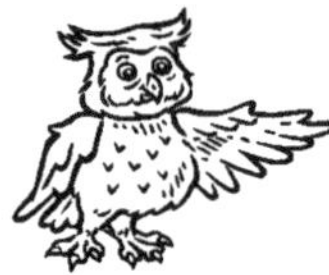

Eine Therapie mit dem Fokus auf dem **Numerus** ist sinnvoll

- **ab 4;0 Jahren**, wenn ein Kind das Konzept Ein- und Mehrzahl noch nicht erworben hat und den Plural entsprechend gar nicht markiert
- **ab 5;0 Jahren**, wenn das Flexionsinventar lückenhaft ist und das Kind ein oder zwei Flexionsformen übergeneralisiert
- **ab 6;0 Jahren**, wenn das Flexionsinventar zwar vollständig ist, die Formen aber nicht richtig verwendet werden

→ *Für nähere Informationen zum Erwerb des **Numerus** siehe: Szagun (2001), Motsch (2010), Andresen (2005), Mathis & Kauschke (2008), Kannengieser (2015), Dittmann (2010), Wendlandt (2011), Kauschke et al. (2011), Bittner (2012)*

→ *Für nähere Informationen zur **Erwerbsreihenfolge** siehe: Köpcke (1998), Butzkamm & Butzkamm (1999), Bittner (2000; zitiert nach Mathis & Kauschke, 2008), Szagun (2001), Laaha et al. (2006), Kauschke & Siegmüller (2010)*

Kasus

Die ersten Kasusmarkierungen tauchen mit 2;0 bis 2;6 Jahren auf. Nach Clahsen (1986) erfolgt dies in Form des S-Suffixes für den Genitiv (‚Mamas Tasche' = pränominaler Genitiv). Zwischen 3;0 und 3;6 Jahren verwenden die Kinder neben dem pränominalen Genitiv ausschließlich den Nominativ am Artikel in allen kasusfordernden Kontexten. Ab 3;6 Jahren kommt es zum Erwerb des Akkusativs, der auf den Dativ übergeneralisiert wird. Die Dativform wird erst im darauffolgenden Schritt erworben und nicht auf andere nominativ- oder akkusativfordernde Kontexte übergeneralisiert.

Die Erwerbssequenz Nominativ vor Akkusativ vor Dativ wird durch aktuelle Studien relativiert (Ulrich et al., 2016). Demnach zeigen zwar jüngere Kinder eine höhere Korrektheit für den Akkusativ im Vergleich zum Dativ. Es gibt aber auch Kinder, die den Akkusativ und Dativ nebeneinander erwerben oder sogar für den Dativ eine höhere Korrektheit im Vergleich zum Akkusativ zeigen.

Bezüglich des Erwerbsendes des Kasussystems zeigen sich die Autorenmeinungen wenig übereinstimmend. Tendenziell wird eine Therapie des Dativs erst ab dem Schulalter bzw. der Einschulung in die erste Klasse als sinnvoll erachtet, da auch sprachunauffällige Kinder in diesem Bereich noch über einen längeren Zeitraum Fehler machen (Kauschke & Siegmüller, 2010). Dies bestätigen auch aktuelle Studien zum Dativerwerb (Ulrich et al., 2016). Der Akkusativ wird von etwas mehr als der Hälfte der Kinder bereits vor Schuleintritt erworben.

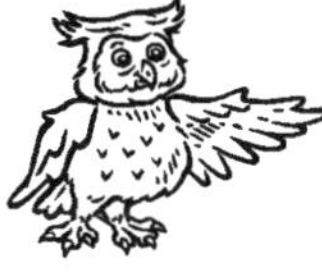

Eine Therapie der **Kasus**markierung ist sinnvoll

- **ab 5;0 Jahren,** wenn das Kind den Akkusativ noch falsch markiert
- **ab dem Schulalter** (6;0 Jahre und älter), wenn das Kind den Dativ noch falsch markiert

→ *Für nähere Informationen zum Erwerb des* ***Kasus*** *siehe:*
Clahsen (1986), Wittek & Tomasello (2005), Andresen (2005), Kruse (2007), Kannengieser (2015), Dittmann (2010), Hoffschildt (2011), Ulrich et al. (2016)

Tabelle 7 verdeutlicht, dass in bestimmten Altersgruppen mehrere Bereiche als therapierelevant gelten. Eine rein entwicklungschronologische Betrachtung reicht daher für die Therapieplanung nicht aus.

	Grammatischer Bereich	Therapiebedarf besteht …
Syntax	**Verwendung obligatorischer Satzglieder**	→ **ab 3;0 Jahren**, wenn Subjekte und Verben ausgelassen werden. → **ab 4;0 Jahren,** wenn obligatorische Artikel ausgelassen werden. → **ab 4;6 Jahren,** wenn Objekte ausgelassen werden.
	Verbzweitstellung im Hauptsatz	→ **ab 3;0 Jahren**, wenn das Kind Verben in Hauptsätzen in Endstellung positioniert.
	Verwendung syntaktisch komplexer Sätze	→ **ab 4;6 Jahren**, wenn ein Kind zu diesem Zeitpunkt starre Sätze ohne Topikalisierungen und keine Frage- oder Aufforderungssätze verwendet.
	Nebensätze	→ **ab 5;0 Jahren**, wenn noch keine Nebensätze, Nebensätze mit falschen / fehlenden Konjunktionen oder Nebensätze mit falscher Verbstellung gebildet werden.
Morphologie	**Subjekt-Verb-Kongruenz**	→ **ab 3;0 Jahren**, wenn das Flexionsparadigma unvollständig erworben ist, das Kind Verben unflektiert in Verbzweitstellung bzw. Verbendstellung stellt oder falsche Verbflexionen zeigt.
	Genus	→ **ab 4;6 Jahren**, wenn ein Kind Platzhalter für Artikel einsetzt oder Nomen das falsche Genus zuordnet.
	Numerus	→ **ab 4;0 Jahren**, wenn das Kind das Konzept Ein- und Mehrzahl noch nicht erworben hat und die Mehrzahl noch gar nicht markiert. → **ab 5;0 Jahren**, wenn das Flexionsinventar lückenhaft ist und ein oder zwei Pluralformen übergeneralisiert werden. → **ab 6;0 Jahren**, wenn trotz vollständigem Flexionsinventar falsche Pluralmarkierungen verwendet werden.
	Kasus	→ **ab 5;0 Jahren**, wenn der Nominativ auf den Akkusativ übergeneralisiert wird. → **ab dem Schulalter**, wenn der Akkusativ auf den Dativ übergeneralisiert wird.

Tabelle 7: In welchem Alter besteht Therapiebedarf?

2.2 Gemeinsame Zielfindung

Die Einführung der Internationalen Klassifikation der Funktionsfähigkeit, Behinderung und Gesundheit (ICF; WHO, 2005) bedeutet für die Logopädie, „dass Patienten und Therapeuten einen gemeinsamen Weg mit gemeinsamer Verantwortung gehen" (Grötzbach & Iven, 2014, S. 145). Entsprechend werden Ziele nicht vom Sprachtherapeuten für den Patienten festgelegt, sondern mit ihm gemeinsam identifiziert und formuliert (Grötzbach, Hollenweger & Iven, 2014). In den letzten Jahrzehnten gab es entsprechend einen Wandel der Vorgehensweisen im Rahmen des Zielsetzungsprozesses von der paternalistischen zur partizipativen Zielsetzung (Beushausen & Grötzbach, 2011).

Im **Paternalistischen Zielsetzungsprozess** bestimmt die Sprachtherapeutin die Ziele für ihren Patienten. Sie gilt als Expertin, der Patient hat die Rolle des Laien. Die Kommunikation ist asymmetrisch. In asymmetrischen Kommunikationssituationen sind der Informationsstand und die Chancen, etwas zum Gespräch beizutragen, zwischen den Beteiligten ungleich verteilt. Die Gesprächspartner sind nicht gleichberechtigt.

Im **Partizipativen Zielsetzungsprozess** ist der Patient aktiv und gleichberechtigt an der Zielsetzung beteiligt. Die Sprachtherapeutin hat die Rolle der Fachexpertin. Der Patient ist Experte für das eigene Befinden und die eigene Person. Das Zielsetzungsgespräch erfolgt symmetrisch, was sich auch auf die therapeutische Beziehung auswirkt.

Die therapeutische Beziehung

Die therapeutische Beziehung gilt als fundamentale Basis der Therapie. Die Sprachtherapeutin sollte ihrem Patienten daher nicht voreilig fremdbestimmte Ziele vorschreiben (Dannenbauer, 1999). Vielmehr ist ein kooperatives und konstruktives Handeln, das Vertrauen, Akzeptanz und Nähe aufbaut, für eine erfolgreiche Therapie notwendig. Eine Beteiligung des Patienten am Zielsetzungsprozess kann ein Schritt in diese Richtung sein und die Beziehungsarbeit maßgeblich unterstützen. Ein partizipativer Zielsetzungsprozess führt in der Regel zu einer hohen Identifikation aller Beteiligten mit den angestrebten Therapiezielen. Als Folge dessen verbessern gemeinsam getroffene Zielvereinbarungen die Zusammenarbeit. Klar kommunizierte Therapieziele stärken die aktive Mitarbeit des Kindes und der Bezugspersonen sowie deren Selbstwirksamkeit. Konkrete Ziele vermitteln Sicherheit, Orientierung und Lernmotivation. Allerdings erfordert dieser Prozess neben einer belastbaren Beziehung auch eine entsprechende Beratung bzw. Aufklärung durch die Sprachtherapeutin.

Bei der Behandlung von Kindern mit Dysgrammatismus tauschen sich Sprachtherapeutin, Kind und Bezugspersonen offen über Wünsche, Ziele und Bedürfnisse bezogen auf die Therapie aus. Es gilt, die bewussten und unbewussten Lern- und Handlungsmotive von Eltern und Kind herauszuarbeiten und zu stärken. Sprachliche Lernziele müssen mit den individuellen Wünschen des Kindes und der Eltern in Zusammenhang gebracht werden, um aus ihnen persönliche Lernziele zu machen (Baumgartner, 2008).

Für Patienten sind sprachliche Lernziele dann bedeutend, wenn sie zum Erfolg führen und in persönliche Ziele eingebettet sind (Baumgartner, 2008). Insbesondere für Kinder im Vorschulalter ist es schwer, Ziele bezogen auf ihre sprachlichen Fähigkeiten zu formulieren. Mit diesen Kindern können alternativ Ziele bezogen auf die Stundengestaltung besprochen werden, wie z. B. die Auswahl von Spielen, ein eingesetztes Belohnungssystem oder Ähnliches. Schulkinder sind durchaus in der Lage, persönliche Lernziele zu nennen. Voraussetzung hierfür ist eine entsprechende Gesprächsführungskompetenz der Sprachtherapeutin.

Zielebenen der Grammatiktherapie

Für die gemeinsame Zielformulierung beschreiben Beushausen und Grötzbach (2011) einen Top-Down Zielsetzungsprozess, der sich an der ICF orientiert. Top-Down bedeutet, dass von oben nach unten von übergeordneten, allgemeineren Zielen schrittweise zur Planung konkreter, untergeordneter Ziele übergegangen wird. In Anlehnung an die Komponenten der ICF lassen sich für die Grammatiktherapie drei Zielebenen identifizieren:

- **Teilhabeziele (1):** Zunächst wird das Teilhabeziel bestimmt. Eltern, Kind und gegebenenfalls die Sprachtherapeutin identifizieren die wichtigen Lebensbereiche, an welchen das Kind durch die verbesserten sprachlichen Fähigkeiten (wieder) teilhaben soll. Das Teilhabeziel ist **langfristig** ausgelegt.

  Beispiel: Teilhabe am Morgenkreis im Kindergarten

- **Aktivitätsziele (2):** Darauf aufbauend werden die Aktivitäten bestimmt, welche für die Teilhabe an den Lebensbereichen benötigt werden. Aktivitätsziele gelten als **mittelfristige Ziele.**

  Beispiel: Verbesserung der Kommunikation als Sprecher/Sender;
  Vertrauen in die eigenen kommunikativen Fähigkeiten

- **Funktionsziele (3):** Die Sprachtherapeutin bestimmt letztendlich, welche Funktionen das Kind an der Durchführung der Aktivität hindern. Funktionsziele sind kurzfristig ausgelegt und im Gegensatz zu den Teilhabe- und Aktivitätszielen von den Fachkräften zu bestimmen, da hierfür Fachwissen z. B. zur ungestörten und gestörten Sprachentwicklung notwendig ist (Gumpert & Vogt, 2014).

  Beispiel: Erwerb der Verbzweitstellung im Hauptsatz;
  Erwerb der Subjekt-Verb-Kongruenz

Im Rahmen dieses Prozesses hat die Sprachtherapeutin die Aufgabe, den Zusammenhang zwischen den gemeinsam formulierten teilhabe- und aktivitätsorientierten Zielen und den von ihr formulierten Funktionszielen transparent zu machen. Sprachliche Lernziele werden so zu persönlichen Zielen.

Genauso unterschiedlich wie Kinder mit Dysgrammatismus sind, sind auch ihre Eltern. Entsprechend sind die Wünsche nach Aufklärung, Information und Entscheidungsteilhabe sehr individuell ausgeprägt (Beushausen & Grötzbach, 2011). Nicht jede Mutter und jeder Vater möchten in die genaue Planung der Therapie einbezogen werden. Manchen Eltern reicht eine transparente Aufklärung auf der Basis einer umfangreichen Informationsvermittlung.

Nach Beushausen und Grötzbach (2011) variiert die gemeinsame Zielsetzung in Abhängigkeit von

- der Veränderungsmotivation des Patienten,
- der „Awareness" des Patienten, d. h. dem Vorhandensein einer Störungswahrnehmung und
- den individuellen Bedürfnissen zur partizipativen Entscheidungsfindung.

Wichtig erscheint, den Eltern die unterschiedlichen Möglichkeiten der Beteiligung im Zielsetzungsprozess deutlich zu machen, damit diese selbstständig entscheiden können, an welchen Stellen und inwieweit sie sich daran beteiligen möchten.

2.3 Hypothesen zur Verursachung und Aufrechterhaltung von Störungen

Kontextfaktoren

Einen wichtigen Einfluss auf den Zielerreichungsprozess können Kontextfaktoren haben. Unter ‚Kontext' versteht die ICF den gesamten Lebenshintergrund einer Person. Kontextfaktoren umfassen die Komponenten Umweltfaktoren und personbezogene Faktoren. Diese können einen positiven oder negativen Einfluss auf die Person mit einem bestimmten Gesundheitszustand, wie z. B. ein Kind mit Dysgrammatismus, haben (WHO, 2005). Die Identifizierung von sprachübergreifenden Faktoren sowie von störungsverursachenden und -aufrechterhaltenden person- und umweltbezogenen Faktoren spielt für die Therapieplanung eine große Rolle (Schrey-Dern, 2006; vgl. Tabelle 8 auf Seite 37).

Umweltbezogene Faktoren

Zu wichtigen Umweltfaktoren eines Kindes zählen die Unterstützungsmöglichkeiten und Einstellungen der Familie. Das Sprachangebot der Eltern ist zwar nicht als ursächlich für eine syntaktisch-morphologische Entwicklungsstörung anzusehen, eine gelungene sprachliche Interaktion erleichtert Kindern mit SSES allerdings die Sprachverarbeitung und somit den Spracherwerb (Ritterfeld, 1999). Entsprechend sollte die Eltern-Kind-Interaktion im Zielsetzungsprozess Berücksichtigung finden, sofern im Rahmen des diagnostischen Prozesses oder therapiebegleitend Hinweise für die Notwendigkeit einer entsprechenden Beratung und Anleitung gefunden wurden.

Ebenso wichtig sind die Einstellungen der Familie im Verlauf der Therapie. Ist die Therapie den Eltern wichtig, werden in der Regel Termine eingehalten und Hausaufgaben durchgeführt, was sich positiv auf die sprachliche Entwicklung des Kindes auswirkt. Entsprechende Vereinbarungen und Absprachen sollten bereits in der Anamnese getroffen und festgehalten werden (Vogt, Gumpert & Korntheuer, 2014).

Weitere relevante Umweltfaktoren sind Gleichaltrige, Freunde und Spielpartner des Kindes. Ihre Einstellung kann sich positiv oder negativ auf die Inklusion eines Kindes mit SSES im Kindergarten oder in der Schule auswirken und damit die sprachlichen Lern- und Anwendungsmöglichkeiten direkt beeinflussen.

Nicht zuletzt stellen auch Erzieher oder Lehrer Umweltfaktoren dar, die einen direkten Einfluss auf ein Kind mit Dysgrammatismus haben. So kann z. B. eine Einzelförderung die Entwicklung unterstützen. Kinder können allerdings auch allein schon vom Verständnis und von der Geduld der Kontaktperson, d. h. den förderlichen Einstellungen zum Kind bzw. seinen sprachlichen Einschränkungen, profitieren.

Personbezogene Faktoren

Auch personbezogene Faktoren auf Seiten des Kindes können einen Einfluss auf die Störung und die Therapie nehmen. So sollten motorische, perzeptive, kognitive und soziale Fähigkeiten im Zielsetzungsprozess Berücksichtigung finden.

Keilmann, Büttner und Böhme (2009) unterstreichen dabei die Bedeutung der interdisziplinären Diagnostik und Zusammenarbeit. Es stellt sich die Frage: Wann ist eine Sprachtherapie für das Kind eigentlich ‚dran'? Führen Entwicklungsstörungen in nicht-sprachlichen Bereichen zu einer Aufrechterhaltung der sprachlichen Symptome bzw. schränken diese das sprachliche Lernen im Rahmen einer logopädischen Therapie maßgeblich ein, ist es notwendig, die Behandlung dieser Bereiche der Logopädie vorzuziehen oder zumindest parallel durchzuführen.

Ein aufrechterhaltender personbezogener Faktor für sprachliche Schwierigkeiten, der sich auch auf die Therapie auswirkt, können der Charakter oder das Störungsbewusstsein des Kindes darstellen. Ist das Kind sehr schüchtern oder hat es ein stark ausgeprägtes Störungsbewusstsein, erscheint zunächst die Auswahl von Therapiebereichen angemessen, die nicht (ausschließlich) über direkte bzw. metasprachliche Therapiemethoden therapierbar sind. Dem Kind wird so die Möglichkeit gegeben, im Rahmen eines stressreduzierten, intensiven Kommunikationsgeschehens sprachliche Lernerfahrungen zu machen und eine belastbare Beziehung zur Sprachtherapeutin aufzubauen, bevor es im Verlauf der Therapie zu einer Anpassung der Ziele, der Methodenauswahl und -gewichtung kommen kann (Siegmüller, 2009).

Es gibt allerdings auch Kinder, die unmotiviert sind und gegebenenfalls keine Wahrnehmung für ihre sprachlichen Schwierigkeiten haben. Hier kann als Folge der personbezogenen Faktoren ein erstes Therapieziel sein, motivierende Anreize sowie einen Rahmen zu schaffen, der an den Interessen des Kindes orientiert ist und in dem das Kind mit Freude lernt.

Umweltfaktoren → Welchen Einfluss haben Eltern, Verwandte, Freunde, Gleichaltrige, Erzieher, Lehrer u. a. auf die sprachlichen Fähigkeiten des Kindes?	**Personenbezogene Faktoren** → Welche Faktoren, die das Kind mitbringt, beeinflussen seine sprachlichen Fähigkeiten?
• Einstellungen • Angebot von Unterstützung bzw. Förderung • Sprachvorbild • Umgang mit den sprachlichen Auffälligkeiten • Reaktion auf sprachliche Auffälligkeiten • Interaktion mit dem Kind	• Geschlecht, Alter • ethnische Zugehörigkeit, Migration • Störungsbewusstsein • Persönlichkeit • Temperament • Motivation • Allgemeine und kognitive Entwicklung • andere Gesundheitsprobleme

Tabelle 8: Mögliche Kontextfaktoren bei SSES

2.4 Symptome auf anderen sprachlichen Ebenen

Bei Kindern mit einer SSES ist eine rein dysgrammatische Phase, die nicht zugleich z. B. mit deutlichen phonologischen oder lexikalischen Beeinträchtigungen verbunden ist, eher selten zu erwarten (Dannenbauer, 1999). Es stellt sich der Sprachtherapeutin daher die Frage, an welcher sprachlichen Ebene zuerst angesetzt werden soll oder ob z. B. auch mehrere Ebenen parallel therapiert werden können. Allgemein erscheint es ratsam, bei Kindern mit einem umfassenden Störungsprofil nicht gleichzeitig auf mehreren sprachlichen Ebenen zu arbeiten. So sind z. B. sowohl die Phonologie- als auch die Grammatiktherapie für Kinder komplex und beide Lernbereiche erfordern Aufmerksamkeit, Verarbeitungskapazitäten und Zeit, sich zu entwickeln. In der Regel ist es daher sinnvoll, sich im Zielsetzungsprozess zunächst auf eine sprachliche Ebene zu beschränken.

Kommunikation ermöglichen

Die Therapie mit dem Kind sollte vorrangig an den sprachlichen Bereichen ansetzen, die für eine effektive Kommunikation das größte Hindernis darstellen. So kann die Ausdifferenzierung pragmatisch-kommunikativer Funktionen bei eher passiven Kindern sinnvoll sein. Ein initiatives, kommunikatives Kind fordert beim Kommunikationspartner sprachliche Reaktionen. Solche Reaktionen bieten dem Kind wiederum sprachliche Informationen, die weiteres Sprachlernen ermöglichen (Dannenbauer, 1999). Kinder können so zum eigenen Motor des Lernens werden.

Objektive Beobachtung und Analyse

Der Zielsetzungsprozess sollte nicht davon geleitet werden, welche Bereiche akustisch am auffälligsten, am eindeutigsten als abweichend erkennbar oder am vertrautesten sind (Siegmüller, 2009).
So kommen manche Eltern mit dem subjektiven Anliegen, dass ihr Kind den Laut /sch/ nicht korrekt bilde, während in der Diagnostik auf den Ebenen Semantik-Lexikon und Syntax-Morphologie sowohl rezeptiv als auch expressiv viel stärkere Einschränkungen deutlich werden. Diese Funktionseinschränkungen sind insbesondere für Laien oft schwer zu erkennen, zu bewerten und zu beschreiben.

Basisfähigkeiten vorziehen

Wichtig ist, dass zunächst die Fähigkeiten behandelt werden, die die Basis für weitere Entwicklungsschritte darstellen. Die Basis für die Grammatiktherapie bildet ein ausreichend abgesicherter Wortschatz (Siegmüller & Kauschke, 2006). Dem Kind müssen genügend Informationen zu den Wortarten zur Verfügung stehen (z. B. Verben, Funktionswörter wie Personalpronomen oder Fragepronomen; Löb & Siegmüller, 2014). So macht es beispielsweise keinen Sinn auf syntaktischer Ebene Präpositionalphrasen zu üben, wenn das Kind ein eingeschränktes Lexikon für Präpositionen hat.
Außerdem ist der Behandlung von Sprachverständnisstörungen Vorrang zu gewähren. Ein ausreichendes Sprachverständnis ist die Grundlage für die weitere logopädische Therapie.

Logische Reihenfolgen herstellen

Es stellt sich weiterhin die Frage nach der jeweils logischen Reihenfolge bzw. Kombination von Therapiebereichen. Eine phonologische Problematik, die sich auf die Realisierung finaler Konsonanten bzw. Konsonantenverbindungen oder unbetonter Silben auswirkt, kann morphologische Probleme wie Schwierigkeiten bei der Subjekt-Verb-Kongruenz (z. B. * ‚Er geh nach Hause. Du guck Fernsehen.') oder der Tempusmarkierung (z. B. * , er hat malt') bedingen. Es ist in solchen Fällen sinnvoll, die Phonologietherapie der Grammatiktherapie vorzuziehen (Fox-Boyer, 2015). Dies gilt auch für Fähigkeiten im Bereich der phonematischen Diskrimination, die z. B. einen Einfluss auf die akustische Unterscheidung von ‚den' und ‚dem' haben können. Die Verwechslung von ‚den' und ‚dem' gilt als der häufigste Dativfehler und besteht oft noch, obwohl Kinder den Dativ am femininen und neutralen Artikel korrekt markieren können. Entsprechend sind phonematische Diskriminationsprobleme bei diesen Kindern in Betracht zu ziehen und gegebenenfalls bei der Therapieplanung zu berücksichtigen (Motsch, 2010).

Intervalltherapie mit wechselnden Schwerpunkten

Es ist vor jedem Therapieintervall neu zu entscheiden, welcher sprachliche Bereich im Vordergrund steht und als nächstes bearbeitet werden soll (Fox-Boyer, 2015). Ein Vorgehen, bei welchem in wechselnden Intervallen unterschiedliche Sprachbereiche behandelt werden, bringt einen entscheidenden Vorteil mit sich: die Kompetenzen in mehreren Bereichen werden gestärkt. Wird lediglich auf einer sprachlichen Ebene therapiert, bis diese erfolgreich gemeistert wird, kommt es zu einem Ungleichgewicht der Fähigkeiten auf den unterschiedlichen Sprachebenen. Dieses Ungleichgewicht wirkt sich negativ auf die Kommunikationsfähigkeit des Kindes aus.
Wird im Wechsel an unterschiedlichen sprachlichen Ebenen gearbeitet, kann das Erlernen und die Verwendung neuer grammatischer Formen zu Beginn auf ausgewähltes und bereits beherrschtes lexikalisches bzw. phonologisches Material begrenzt werden, von dem aus dann weitere Generalisierungen angestrebt werden (Dannenbauer, 2003).

2.5 Kriterium der Leistungsfähigkeit und Aktivierung

Effektive Kommunikation

Das übergenordnete und ICF-orientierte Ziel der Therapie bei Kindern mit SSES ist, dem Kind möglichst schnell eine effektive Kommunikation zu ermöglichen. Seine Leistungsfähigkeit als Kommunikationspartner soll erhöht werden. Entsprechend sollen die Therapieziele dazu beitragen, die Sprachauffälligkeiten des Kindes zu reduzieren. Ziele sollen sich an den Bereichen orientieren, welche die Kommunikation am meisten beeinträchtigen. Das heißt, dass die Auffälligkeit, welche das Kind am unverständlichsten macht, zuerst therapiert werden sollte (Dannenbauer, 1999). Zusätzlich sollte die Zielstruktur pragmatisch bedeutsam für das Kind sein. Dannenbauer (2003) nennt als Beispiel die Therapie der Subjekt-Verb-Kongruenz anhand von Modalverben wie ‚müssen, können, wollen'. Modalverben sind im Alltagsgeschehen eines Kindes pragmatisch bedeutsam und relevant für seine Kommunikation, da es z. B. Bedürfnisse damit ausdrücken kann (‚Ich möchte etwas trinken.').

Lernmechanismen

Ferner geht es in der Therapie um eine „(Re-) Aktivierung von Lernmechanismen" (Siegmüller, 2009, S. 93). Ziele sollten sich insbesondere auf die Bereiche der Sprachentwicklung beziehen, welche die geringste Eigenaktivität aufweisen. Siegmüller und Kauschke (2006) verstehen hierunter die Auswahl des Bereichs mit dem längsten Entwicklungsstillstand und der am stärksten ausgeprägten Stagnation, da Stagnationen mit zunehmendem Alter immer schwieriger zu bewältigen sind.

Die Aktivierung von Lernmechanismen bietet den Vorteil, dass nach erfolgreicher Therapie weitere entscheidende Veränderungen im Sprachsystem des Kindes ausgelöst werden können. Da unterschiedliche Erwerbsschritte eng miteinander verzahnt sind, kann die erfolgreiche Therapie einer Fähigkeit übergreifende Auswirkungen auf andere Bereiche der Grammatikentwicklung haben.
Zum Beispiel ist die Artikelverwendung auslösend für Genus, Plural und Kasus (Dannenbauer, 2003; Thelen, 2014). Die Verbzweitstellung im Hauptsatz ist jedoch beispielsweise der Artikeleinsetzung vorzuziehen, da sie einerseits die Verständlichkeit deutlich verbessert und andererseits die Basis für den Erwerb weiterer Satzstrukturen wie Frage- oder Nebensätze bildet.

Es muss folglich für jedes Symptom eines Kindes geprüft werden, in welchem Zusammenhang es mit der grammatischen Gesamtentwicklung steht.

2.6 Kriterium der „linguistischen Logik"

Die Ziele der Grammatiktherapie sollten einer gewissen fachlichen Logik folgen. Bevor am Genus gearbeitet werden kann, muss ein Kind zunächst die Artikeleinsetzung erwerben. Der erfolgreiche Erwerb der Satzstellung im Hauptsatz ist die Basis für weitere, komplexe Satzstrukturen.
Der Ausbau des Verbflexionsparadigmas und der Aufbau der Hauptsatzstruktur stehen in einem sehr engen Zusammenhang. Kinder müssen die Subjekt-Verb-Kongruenz und damit finite Verben erwerben und gleichzeitig herausfinden, dass finite und infinite Verben unterschiedliche Positionen im Satz einnehmen. Beide Bereiche sind logisch miteinander verbunden.

Die Einhaltung einer erwerbsorientierten Logik unterstützt Sprachtherapeuten dabei, für das Kind erreichbare Therapieziele zu formulieren. Wenn es gerade erst gelernt hat, obligatorische Artikel zu verwenden, ist es unsinnig, dem Kind direkt die Therapie des Kasus zuzumuten.

2.7 Kriterium der Erreichbarkeit von Zielen

Welche Ziele sind für ein Kind erreichbar? Einen Hinweis gibt die vereinzelte Verwendung von Strukturen durch das Kind. Gebraucht ein Kind z. B. nur gelegentlich einen Artikel, ohne die Regel der Artikeleinsetzung konstant zu verfolgen, kann dies als Anzeichen einer Entwicklungstendenz gewertet werden. Das Kind beginnt gegebenenfalls gerade, die Artikeleinsetzung zu erwerben oder stagniert in diesem Prozess.

Inkonstant verwendete Strukturen liefern wertvolle Hinweise für eine sinnvolle Therapieplanung, da die Sprachtherapie diese ‚spontanen' kindlichen Erwerbsprozesse besonders wirkungsvoll unterstützen kann (Dannenbauer, 2003). In die engere Wahl im Zielsetzungsprozess sollten daher Therapieziele fallen, auf die ein Kind schon einen gewissen Zugriff gewonnen hat. Allerdings ist es auch möglich, Zielstrukturen zu erarbeiten, die einem Kind vor Beginn der Therapie im Repertoire noch völlig fehlen (Dannenbauer, 1999). Eine individuelle, fallbezogene Entscheidung ist auch hier notwendig.

2.8 Kriterium der Vermittelbarkeit von Zielen

Fehlendes Regelwissen kann den weiteren Spracherwerb blockieren. Daher kann es sinnvoll sein, zunächst regelhafte Strukturen zu behandeln, um das Regelwissen des Kindes zu fördern (Motsch, 2009). Zum Beispiel ist die Therapie der regelmäßigen Bildung des Perfekts (‚hat gemalt'; ‚hat gekocht') der unregelmäßigen vorzuziehen (‚ist hingefallen'; ‚hat gebacken'). Meist schließt sich der Therapie eine Phase der Übergeneralisierung des erworbenen Regelwissens an. Übergeneralisierungen sind ein normales Phänomen im Spracherwerb und sollten daher unbedingt zugelassen werden. Riederer und Schwytay (2012) beschreiben für die Übergeneralisierung der regelmäßigen Perfektform zum Beispiel ein Zeitfenster von sechs Monaten, in dem der Bereich nicht therapiebedürftig ist (z. B. * ‚hat hingefallt'; * ‚hat gebackt').

Neben der Vermittelbarkeit im Sinne einer Regelhaftigkeit sollten Zielstrukturen der Grammatiktherapie gut wahrnehmbar, eindeutig und gegenüber anderen Strukturen kontrastiv hervorzuheben sein. So ist die Therapie der Pluralmarkierung auf -en mit einer zusätzlichen Veränderung der Silbenanzahl im Kontrast zum Singular eindeutiger wahrzunehmen (‚Tür' vs. ‚Türen') als die Markierung des Plurals durch eine Umlautveränderung (‚Vogel' vs. ‚Vögel').

Die Zielstrukturen sollten in klärenden, zweckmäßigen Situationen sowie lebensnahen und sprachhandlungsrelevanten Zusammenhängen vermittelbar sein (Dannenbauer, 2003). Beispielsweise ist das Einkaufen im Rollenspiel für Kinder eine lebensnahe Kommunikationshandlung, die reine Bearbeitung von Arbeitsblättern jedoch nicht.

2.9 Zusammenfassung

Die Grammatiktherapie hat nicht zum Ziel, Entwicklungsskalen bzw. normale Entwicklungssequenzen abzuarbeiten (Dannenbauer, 2003). Meist kristallisieren sich mehrere Ansatzmöglichkeiten für eine logopädische Therapie heraus. Nicht immer kann allein auf Basis des Wissens über die ungestörte grammatische Entwicklung die Entscheidung getroffen werden, welcher Ansatzpunkt für das Kind angemessen ist. Die genaue Analyse des kindlichen Sprachsystems und der Fähigkeiten auf der Funktionsebene sind zwar die Basis des Zielsetzungsprozesses, die jeweilige Entscheidung erfolgt allerdings individuell und muss alle aufgeführten Kriterien berücksichtigen. Die gemeinsam identifizierten Ziele müssen sich im kindlichen Lernprozess bewähren und das hypothetisch aufgestellte Therapieziel muss sich durch den Therapieerfolg bestätigen. Die Entwicklungschronologie ist dabei ein Kriterium unter mehreren. Das Festhalten an nur einem Kriterium kann in einer Sackgasse münden, insbesondere dann, wenn sich der identifizierte Lernbereich als besonders hartnäckiges Problem erweist (Dannenbauer, 2003).

Um Sprachtherapeuten bei der Zielfindung für Kinder mit Dysgrammatismus zu unterstützen, wurde GreTa entwickelt. GreTa ermöglicht es, die grammatischen Fähigkeiten eines Kindes einzuordnen und darauf aufbauend Therapieziele abzuleiten.

3. GreTa-Material – Einsatzhinweise

3.1 Allgemeine Hinweise zu den GreTa-Protokollbögen und -Checklisten

Der GreTa-Materialteil stellt insgesamt fünf z. T. doppelseitige Protokollbögen (M1 – M5) sowie ein Informationsblatt für Eltern (M6) zur Verfügung, welche Sprachtherapeuten bei der Planung einer Dysgrammatismustherapie unterstützen können.
Ein besonderer Fokus liegt dabei auf der Herausarbeitung individueller Ziele für die Grammatiktherapie und deren sinnvoller Strukturierung. Die Basis bilden die Ergebnisse einer durchgeführten Diagnostik. Besondere Berücksichtigung bei der Entwicklung des GreTa-Materials fanden die acht im Kapitel 2 beschriebenen Kriterien zur Therapieplanung.

Es ist nicht immer notwendig, alle vorgeschlagenen GreTa-Bögen auszufüllen. Welche benutzt werden, ist abhängig von der Komplexität des Falls und der eigenen Expertise im Bereich der Grammatiktherapie.

Der **‚Protokollbogen zur detaillierten Symptomanalyse' (M1)** bietet die Möglichkeit, diagnostizierte Auffälligkeiten genauer zu analysieren und zu beschreiben.

Mit Hilfe der **‚Entwicklungschronologischen Checkliste' (M2)** kann dokumentiert werden, welche Symptome vorliegen und ob – orientiert am unauffälligen Spracherwerb – Behandlungsbedarf besteht.

Der Bogen **‚Identifizierung von Funktionszielen' (M3)** liefert Informationen zu einer möglichen Behandlungsreihenfolge der vorliegenden Symptome auf der Funktionsebene.

Die gemeinsame Zielfindung dient dazu, persönliche Ziele des Kindes und seiner Eltern oder Bezugspersonen zu identifizieren und mit den Funktionszielen in einen sinnvollen Zusammenhang zu bringen. Dazu dienen die Bögen **‚Welche Ziele hat das Kind?' (M4)** und **‚Gemeinsame Zielfindung mit den Eltern' (M5).**

Um den Zielfindungsprozess für Eltern transparenter zu gestalten, wurde das **‚Informationsblatt für Eltern' (M6)** entworfen, das über das Störungsbild aufklärt. Mit dessen Hilfe kann Angehörigen verdeutlicht werden, was sich hinter dem Begriff ‚Dysgrammatismus' verbirgt. In einer Übersichtstabelle auf dem Informationsblatt kann die Therapeutin zusammen mit den Eltern dokumentieren, welche grammatischen Bereiche ihr Kind bereits beherrscht und in welchen Bereichen es noch Probleme hat. Dieser Bogen kann auch im Therapieverlauf mit den Eltern bei der Evaluation Einsatz finden.

Die Kopiervorlagen des GreTa-Materials finden sich im Anhang I.

3.2 M1 – Protokollbogen zur detaillierten Symptomanalyse

Nachdem Sprachdaten eines Kindes erhoben wurden, müssen diese hinsichtlich vorliegender Symptome untersucht werden. Die angewendeten Diagnostikverfahren stellen unterschiedliche Hilfen und Auswertungskriterien bereit.

Standardisierte Testungen erlauben einen Abgleich mit den Fähigkeiten von Kindern aus der gleichen Altersklasse (Normwerten) und liefern damit eine Aussage darüber, ob die Leistungen altersentsprechend sind. Bietet ein durchgeführtes Verfahren keine Auswertungshilfe oder wurden Spontansprachdaten erhoben, müssen Sprachtherapeuten zunächst selbstständig die Symptome erkennen und bestimmen.

Mit dem ‚Protokollbogen zur detaillierten Symptomanalyse' (M1) können gefundene Symptome dann gezielter beschrieben und tiefergehend betrachtet werden.

Anwendung:

(1) Der Protokollbogen hat zwei Seiten **(M1.1 = Syntax; M1.2 = Morphologie)** und ist in je vier Abschnitte (grammatische Bereiche) unterteilt. Jeder betroffene grammatische Bereich kann einzeln betrachtet und analysiert werden.

(2) Für jeden grammatischen Bereich, in dem das Kind Fehler zeigt, kann der zutreffende Fehlertyp angekreuzt werden. Außerdem sind individuelle Ergänzungen / Anmerkungen z. B. in Form von Beispielen möglich.

(3) Die genaue Fehleranalyse ist notwendig, um die Ziele für die Therapie strukturiert zu planen. So wird mit einem Kind, welches vorwiegend die Singularform in Kontexten verwendet, welche den Plural fordern, zunächst das Konzept von Ein- und Mehrzahl erarbeitet. Hat ein Kind dieses Prinzip bereits verstanden, können systematisch fehlende bzw. falsche Pluralmarkierungen erarbeitet werden. Die alleinige Angabe „Pluralfehler" ist für die Therapieplanung zu undifferenziert und wird mit dem Protokollbogen spezifiziert. Auch die Differenzierung von Fehlern bei der Subjekt-Verb-Kongruenz regelmäßiger und unregelmäßiger Verben ist relevant. Während die regelmäßigen Formen bereits mit 3 Jahren beherrscht werden, dauert der Erwerb unregelmäßiger Formen weiter an. In der Untersuchung und Therapie sollte daher klar zwischen beiden Formen getrennt werden.

Anhand der beiden Fallbeispiele **F1** Jana und **F2** Neo in Anhang II wird die Verwendung des Protokollbogens M1 verdeutlicht.

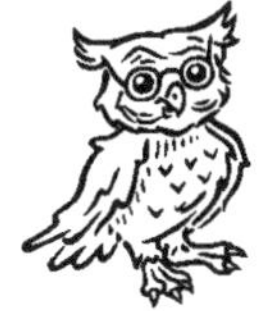

Anwendung bei mehrsprachigen Kindern:
Da es sich um eine qualitative Beschreibung der grammatischen Fehler eines Kindes handelt und die Grammatiktherapie bei mehrsprachigen Kindern an der Erwerbsreihenfolge einsprachiger Kinder orientiert ist, kann der **Protokollbogen M1** uneingeschränkt Anwendung finden.

3.3 M2 – Entwicklungschronologische Checkliste

Die ‚GreTa – Entwicklungschronologische Checkliste' (M2) hilft Sprachtherapeuten bei der am natürlichen Spracherwerb orientierten Therapieplanung. Die Checkliste ist in Tabellenform angelegt und enthält vier übergeordnete Spalten (siehe Abbildung 2).

	Symptom	Beispieläußerung	Übergeordnetes Therapieziel	Therapierelevant im Alter von ...				
				3;0 - 3;11 Jahren	4;0 - 4;5 Jahren	4;6 - 4;11 Jahren	5;0 - 5;11 Jahren	6;0 Jahren oder älter

Abbildung 2: Ausschnitt 1 aus der Checkliste M2

Die Spalte **‚Symptom'** listet mögliche Fehlertypen auf, die ein Kind zeigen kann. In der Spalte **‚Beispieläußerung'** findet sich zu jedem Symptom passend eine sprachliche Äußerung, die den Fehlertyp darstellt.

	Symptom	Beispieläußerung	Übergeordnetes Therapieziel
X	Verben stehen unflektiert in Verbzweitstellung.	Das Kind spielen Ball.	Erwerb der Flexionsformen (→ vorausgesetzt, das Kind hat die Verbzweitstellungsregel sicher erworben)

Abbildung 3: Ausschnitt 2 aus der Checkliste M2

Für jedes Symptom ist ein **‚übergeordnetes Therapieziel'** formuliert (siehe Abbildung 3). Manchmal ist in dieser Spalte noch ein zusätzlicher Hinweis zu finden. In dem vorliegenden Beispiel wird darauf hingewiesen, dass das Therapieziel dann gilt, wenn das Kind die Verbzweitstellungsregel bereits erworben hat. Meistert es diese noch nicht, hat das Lernen der Verbzweitstellungsregel Vorrang vor dem Erwerb der Flexionsformen.

<u>Anwendung:</u>

(1) Zur Dokumentation der vorhandenen Symptome und Auffälligkeiten wird in der **linken Spalte** neben den Symptomen angekreuzt, welche Fehlertypen das Kind in der durchgeführten Untersuchung gezeigt hat.

(2) Im Anschluss kann der Therapiebedarf bestimmt werden. In der Spalte **‚Therapierelevant im Alter von** ...' wird die Altersspanne ausgewählt, zu der das jeweilige Kind gehört. Ist das Kind z. B. 4;2 Jahre alt, wird die Spalte, 4;0 – 4;11 Jahre' gewählt. Bei einem 5;6-Jährigen ist es die Spalte ‚5;0 – 5;11 Jahre'.

(3) Nun kann abgelesen werden, welche der gefundenen und angekreuzten Symptome therapierelevant sind: Im jeweiligen Feld steht ‚ja' (= therapierelevant) oder ‚nein' (= nicht therapierelevant, das Kind muss in seinem Alter die Struktur noch nicht korrekt anwenden können). Die Angaben ‚ja' und ‚nein' können in der Altersspalte eingekreist werden, um einen besseren Überblick zu erhalten.

Ein Beispiel findet sich in Abbildung 4 auf der nächsten Seite. Bei einem 5;4-jährigen Mädchen wurden folgende Symptome festgestellt:

- Das Mädchen verwendet starre Subjekt-Verb-Objekt-Sätze.
- Es verwendet falsche Genusmarkierungen.
- Nebensätze werden noch nicht produziert.
- Der Plural wird falsch markiert.

Das Vorliegen aller Symptome ist unabhängig vom Alter mit einem Kreuz in der linken Spalte gekennzeichnet. Unter ‚Therapierelevant im Alter von…' ist für die 5;4-Jährige die Altersspanne 5;0 – 5;11 Jahre ausgewählt. In dieser Spalte kann nun abgelesen werden, welches der Symptome nicht mehr altersgemäß und somit entwicklungschronologisch betrachtet therapiebedürftig ist.
Die Verwendung unflexibler / starrer Satzstrukturen, die falsche Genusmarkierung sowie die fehlenden Nebensätze sollten behandelt werden (‚ja'), die falsche Pluralmarkierung bedarf noch keiner Therapie (‚nein').

	Symptom	Beispieläußerung	Übergeordnetes Therapieziel	Therapierelevant im Alter von … 3;0 - 3;11 Jahren	4;0 - 4;5 Jahren	4;6 - 4;11 Jahren	5;0 - 5;11 Jahren (eingekreist)	6;0 Jahren oder älter
X	Verwendung unflexibler / starrer Satzstrukturen.	Das Kind spielt. Das Kind spielt?	Flexibilisierung der Satzstrukturen durch Verwendung von Topikalisierungen, Subjekt-Verb-Inversion und Fragesätzen.	nein	nein	ja	(ja)	ja
	Obligatorische Objekte werden ausgelassen.	Der Junge schenkt.	Realisierung der obligatorischen Objekte im Satz	nein	nein	ja	ja	ja
X	Artikel werden durch Platzhalter ersetzt oder das falsche Genus verwendet.	De Haus. He Hund. Der Kind. Das Ball.	Erwerb der korrekten Genusmarkierung	nein	nein	ja	(ja)	ja
	Das Pluralinventar ist unvollständig bzw. ein oder zwei Markierungen werden übergeneralisiert.	die Hunden, die Tischen, die Stiften	Entdecken der fehlenden Flexionsformen	nein	nein	nein	ja	ja
	Der Akkusativ wird nicht bzw. falsch markiert.	Der Hund fängt der Ball.	Erwerb der korrekten Akkusativmarkierung	nein	nein	nein	ja	ja
X	• Nebensätze fehlen. • Nebensätze werden mit Verbzweitstellung produziert. • Nebensätze werden mit falschen Konjunktionen gebildet.	→ Das Mädchen freut sich. Sie spielt Ball. → …, wenn sie spielt Ball. → …, wegen sie Ball spielt.	Erwerb der Nebensatzstrukturen mit finiter Verbendstellung; Erwerb der korrekten Nebensatzeinleiter	nein	nein	nein	(ja)	ja
X	Der Plural wird falsch markiert, das Inventar ist jedoch vollständig.	die Mädchens, die Büssen	Zuweisung der korrekten Flexionsformen	nein	nein	nein	(nein)	ja

Abbildung 4: Ausschnitt – Ausgefüllte Checkliste M2 eines 5;4-Jährigen Mädchens

Für das Fallbeispiel **F1** Jana findet sich die ausgefüllte Checkliste M2 in Anhang II.

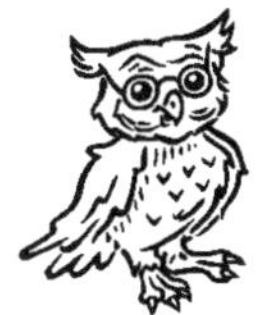

Anwendung bei mehrsprachigen Kindern:
Für mehrsprachige Kinder, die von Geburt an einen hohen qualitativen und quantitativen Input im Deutschen haben (z. B. durch binationale Familien), können die Altersangaben der Therapierelevanz insbesondere für die syntaktischen Bereiche als Orientierung dienen. Bei Kindern, die erst im Kindergartenalter oder später Deutsch lernen, treffen die Altersangaben nicht zu. Die **Checkliste M2** bietet jedoch für alle mehrsprachigen Kinder die Möglichkeit, identifizierte Symptome in eine Entwicklungsreihenfolge zu bringen.

3.4 M3 – Identifikation von Funktionszielen

Die Möglichkeit, identifizierte Symptome noch einmal zusammenzufassen und eine Behandlungsreihenfolge auf der Ebene der Funktionsziele zu identifizieren, bietet der Protokollbogen ‚Identifikation von Funktionszielen' (M3). Hier können, ebenfalls gestaffelt nach chronologischem Alter des Kindes, fehlende bzw. gestörte sprachliche Funktionen angekreuzt werden. Sprachtherapeuten, die bereits sehr vertraut mit dem Störungsbild Dysgrammatismus sind, können gegebenenfalls direkt diesen Bogen verwenden, ohne auf den Protokollbogen zur Symptomanalyse M1 und die Checkliste M2 zurückgreifen zu müssen.

Auf dem Protokollbogen werden zwei Symptombereiche unterschieden:
Zum einen können Funktionen, die mit der **Nominalphrase**, d. h. dem Nomen im Zusammenhang stehen, bewertet werden. Zum anderen Symptome, die sich in der **Verbalphrase** zeigen, d. h. im weitesten Sinne mit dem Verb in Verbindung stehen.

Hilfreich ist diese Trennung beim nächsten Schritt der Therapiezielfindung: Der Bogen nennt **zusätzliche Kriterien**, die zur Anwendung kommen können, wenn auf der Basis der Entwicklungschronologie mehrere Symptome bzw. Funktionsziele bei einem Kind für die Behandlung in Frage kommen. Durch die Beantwortung von fünf Fragen kann die Sprachtherapeutin dasjenige Ziel identifizieren, das die meisten dieser zusätzlichen Kriterien erfüllt.

So stellt sich z. B. bei einem 5;3-jährigen Kind, bei dem auf dem Bogen ‚Vollständiges Inventar der Pluralmarkierung', ‚Akkusativmarkierung' und ‚Verwendung von Nebensätzen' angekreuzt wurden, die Frage, in welcher Reihenfolge diese Ziele behandelt werden sollten. Laut entwicklungschronologischem Grammatikerwerb (Checkliste M2) sind alle drei Symptome ab 5;0 Jahren therapierelevant. Das Abwägen der weiteren Kriterien (z. B. für welches Symptom treffen die meisten Kriterien zu?) hilft bei der Beantwortung der Frage, welches Symptom bzw. Ziel in der Therapie vorrangig sein könnte (siehe hierzu auch Abbildung 5 und 6, Seite 47).

Die Auslösung weiterer sprachlicher Entwicklung ist insbesondere bei Symptomen der gleichen Phrasenstruktur zu erwarten. Das heißt, die Artikeleinsetzung steht z. B. mit dem Genus und Akkusativ im Zusammenhang (Nominalphrase), während die Verbzweitstellung mit komplexen Sätzen und Nebensatzstrukturen im Zusammenhang steht (Verbalphrase). Die Zuordnungsmöglichkeit der Symptome zu Nominalphrase oder Verbalphrase auf dem Zielfindungsbogen zu den Funktionszielen M3 erleichtert das Identifizieren von Erwerbszusammenhängen und gibt damit weitere wertvolle Hinweise für die Ableitung vorrangiger Therapieziele.

Ob direkt mit dem grammatischen Funktionsziel bzw. dem identifizierten Symptom begonnen werden kann, beantworten die Fragen nach **Auffälligkeiten auf weiteren sprachlichen Ebenen**. Wenn eingeschränkte Fähigkeiten auf anderen sprachlichen Ebenen das Erreichen des identifizierten grammatischen Ziels erschweren oder verhindern, ist die Behandlung dieser Ebene(n) vorzuziehen.

Zum Schluss kann auf dem Bogen das Funktionsziel des aktuellen Therapieintervalls anhand der **SMART-Regel** dokumentiert werden.

<u>Anwendung:</u>

(1) Die beeinträchtigten grammatischen Funktionen des Kindes werden angekreuzt, das Alter des Kindes wird markiert.

1. Welche Funktion(en) beherrscht das Kind noch nicht? *(vgl. Kap. 1.1)*

	ab 3;0 Jahre	ab 4;0 Jahre	ab 4;6 Jahre	ab 5;0 Jahre (eingekreist)	ab 6;0 Jahre
Nominal-Phrase		◯ Artikeleinsetzung ◯ Unterscheidung von Ein-/ Mehrzahl	◯ Korrekte Genusmarkierung	⊗ Vollständiges Flexionsinventar der Pluralmarkierung ⊗ Akkusativmarkierung i. O.	◯ Dativmarkierung i. O. ◯ korrekte Pluralmarkierung bei vollständigem Flexionsinventar
Verbal-Phrase	◯ Realisierung obligatorischer Subjekte bzw. Verben ◯ Verbzweitstellung im Hauptsatz ◯ Subjekt-Verb-Kongruenz (regelmäßige Verben)		◯ Realisierung obligatorischer Objekte ◯ Verwendung von komplexen Sätzen	⊗ Verwendung von Nebensätzen	

Abbildung 5: Ausschnitt 1 – ausgefüllter Zielfindungsbogen M 3.1 für einen 5;3-Jährigen

(2) Gibt es mehrere Bereiche, die für eine Therapie auf Grundlage der Entwicklungschronologie in Frage kommen, beantwortet die Sprachtherapeutin die Fragen zu den zusätzlich relevanten Kriterien und schreibt das identifizierte Ziel, das die meisten Kriterien erfüllt bzw. in der Zusammenschau am sinnvollsten für das Kind erscheint, in den Bogen.

2. Kommen für die Therapie mehrere Ziele in Frage? *(vgl. Kap. 2)*

Welches Ziel ist für das Kind pragmatisch bedeutsam? *Nebensätze (Erzählungen werden dadurch leichter)*

Welches Ziel macht das Kind verständlicher? *Nebensätze (zur Zeit hat das Kind Probleme Erlebnisse zu versprachlichen)*

Welches Ziel könnte weitere sprachliche Entwicklungen auslösen? *Akkusativ kann auslösend für den Dativ sein*

Welches Ziel ist für das Kind erreichbar und wird u. U. bereits vereinzelt verwendet? *Plural*

Welches Ziel ist gut vermittelbar und regelhaft? *Akkusativ, Nebensätze, (Plural → hat aber auch viele unregelmäßige Formen.)*

Identifiziertes Funktionsziel: *Verwendung von Nebensätzen*

Abbildung 6: Ausschnitt 2 – ausgefüllter Zielfindungsbogen M 3.1 für einen 5;3-Jährigen

(3) Die Sprachtherapeutin prüft dann, ob die Funktionen auf den weiteren sprachlichen Ebenen ausreichen, um dieses Ziel zu erreichen und kreuzt fehlende Voraussetzungen an (Abbildung 7). Gegebenenfalls muss eine pragmatisch-kommunikative, semantisch-lexikalische und / oder phonetisch-phonologische Therapie vorgezogen werden.

3. Hat das Kind die sprachlichen Voraussetzungen, das Ziel zu erreichen? *(vgl. Kap. 2.4)*

Bestehen pragmatisch-kommunikative Einschränkungen, die das Kind am Erreichen des Ziels hindern?

◯ nein ⊗ ja, nämlich: ◯ sehr geringe sprachliche Initiative ⊗ ausgeprägtes Störungsbewusstsein

◯ ______

Besteht ein eingeschränkter Wortschatz, der das Kind am Erreichen des (syntaktischen) Ziels hindert?

⊗ nein ◯ ja, nämlich: ◯ für Verben ◯ für Nomen ◯ für Präpositionen

◯ ______

Bestehen phonologische Prozesse, die das Kind am Erreichen des (morphologischen) Ziels hindern?

⊗ nein ◯ ja, nämlich: ◯ Tilgung initialer Silben ◯ Tilgung finaler Konsonanten

◯ ______

Abbildung 7: Ausschnitt 1 – ausgefüllter Zielfindungsbogen M3.2 für einen 5;3-Jährigen

(4) Abschließend wird orientierend anhand der SMART-Regel das individuelle Ziel für die Therapie des Kindes formuliert. In der Regel macht es Sinn, zunächst nur ein Ziel festzulegen und erst nach dessen Erreichen das nächste Ziel zu identifizieren.

SMARTe(s) Funktionsziel(e) der Therapie *(vgl. Kap. 2)*

Spezifisch: Welche konkrete sprachliche Leistung soll sich verbessern?
Verwendung von Nebensätzen mit der Konkunktion ,wenn'

Messbar: In welchem Ausmaß soll sich die sprachliche Leistung des Kindes verbessern?
Das Kind kann Nebensätze mit der Konjunktion richtig bilden.

Erreichbar: Ist das Ziel für das Kind erreichbar?
Ja, das Kind ist trotz Störungsbewusstsein motiviert, Input / rezeptive Arbeit möglich.

Relevant: Ist das Ziel für das Kind wichtig, und stimmt es mit seinen und den Wünschen der Eltern überein?
Ja, Kind und Eltern wünschen eine bessere Verständlichkeit bei Erzählungen.

Terminierbar: In welchem Zeitraum soll das Ziel erreicht werden?
Innerhalb der nächsten 10 Therapieeinheiten

Abbildung 8: Ausschnitt 2 – ausgefüllter Zielfindungsbogen M3.2 für einen 5;3-Jährigen

Für die Fallbeispiele **F1** Jana und **F2** Neo findet sich der ausgefüllte Zielfindungsbogen M3 in Anhang II.

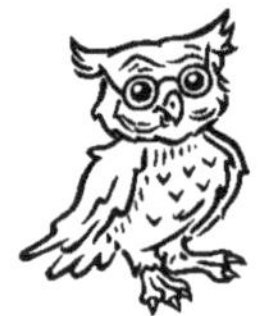

Anwendung bei mehrsprachigen Kindern:
Wie die Checkliste M2 bietet auch der **Zielfindungsbogen M3** für mehrsprachige Kinder, die von Geburt an einen hohen qualitativen und quantitativen Input im Deutschen haben (z. B. dadurch, dass sie in binationaler Familien leben), eine Altersorientierung insbesondere für die syntaktischen Bereiche. Bei allen anderen mehrsprachigen Kindern bringt der Zielfindungsbogen M3 identifizierte Symptome in einen Entwicklungszusammenhang und in eine sinnvolle Struktur. Die weiteren Fragen können für mehrsprachige Kinder ebenso beantwortet werden. Zusätzlich ist bei diesen Kindern die Therapie der sprachlichen Ebene vorzuziehen, der in allen Sprachen des Kindes gestört ist.

3.5 M4 – Welche Ziele hat das Kind?

Der Protokollbogen ‚Welche Ziele hat das Kind?' (M4) bietet anhand von zwei unterschiedlichen Varianten die Möglichkeit, Therapieziele mit dem Kind zu besprechen und kindgemäß zu dokumentieren.

Für ältere Kinder ist es möglich, bereits eine Hierarchisierung der Ziele in Form einer Treppe vorzunehmen (M4.2). In jede Treppenstufe wird dabei ein Ziel geschrieben. Das für das Kind bedeutsamste Ziel wird in die höchste Treppenstufe eingetragen.

Für jüngere Kinder fällt diese Hierarchisierung weg und es wird ein Motiv gewählt, das für Vorschulkinder passend erscheint (M4.1). Jedes Ziel wird in einen Luftballon geschrieben. Sinnbildlich ermöglichen die Luftballons der Eule GreTa einfach und ohne Mühe zu fliegen.

Bei kleineren Kindern, die noch keine konkreten sprachlichen Ziele benennen können, kann dieser Protokollbogen auch dazu genutzt werden, allgemeine Ziele für die Therapie festzulegen. Dazu kann z. B. gehören, dass regelmäßig die Hausaufgaben gemacht werden oder die Hausaufgabenmappe immer zur Therapie mitgebracht wird.

Ab welchem Alter welcher Bogen einsetzbar ist, hängt stark von den kognitiven Fähigkeiten des Kindes ab und wird daher nicht vorgegeben.

Anwendung:

(1) Die Sprachtherapeutin führt ein Gespräch mit dem Kind über seine Ziele, Wünsche und Vorstellungen bezogen auf die geplante Therapie. Mögliche Fragen an das Kind sind:

- „Weißt du, warum du hier bist?"
- „Was soll sich für dich verändern?"
- „Was muss passieren, damit du gerne kommst?"
- „Was wünschst du dir für die Zeit, die wir zusammen hier verbringen?"

(2) Ältere Kinder können ihre Ziele selbst aufschreiben. Bei jüngeren Kindern schreibt die Therapeutin Ziele auf oder das Kind kann seine Ziele auch aufmalen, wenn sie sich bildlich darstellen lassen. In das freie Feld kann das Kind ggf. von sich selbst ein Foto kleben, ein persönliches Symbol oder sich selbst hineinmalen.

Für die Fallbeispiele **F1** Jana und **F2** Neo finden sich vom Kind formulierte Ziele in Anhang II.

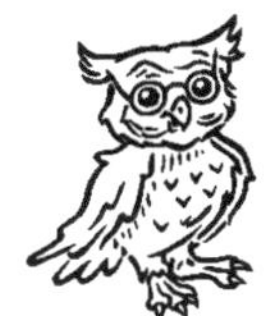

Anwendung bei mehrsprachigen Kindern:
Der **Protokollbogen M4** kann bei mehrsprachigen Kindern uneingeschränkt Anwendung finden. Im Gespräch muss geklärt werden, auf welche Sprache(n) sich die Ziele des Kindes beziehen.

3.6 M 5 – Gemeinsame Zielfindung mit den Eltern

Zielfindung ist ein Prozess, der alle Beteiligten einbeziehen sollte. Eltern mit einer hohen Veränderungsmotivation und einem Bewusstsein für die Störung des Kindes können aktiv in diesen Prozess integriert werden, wenn sie das Bedürfnis nach partizipativer Entscheidungsfindung haben. Eltern, die eher passiv eingestellt sind, kann der Bogen als Informationsgrundlage einer transparenten Therapiegestaltung mitgegeben werden.

Anwendungsmöglichkeit ‚Aktive Eltern':

(1) Im Gespräch mit den Eltern werden Ziele auf Partizipations- und Aktivitätsebene gemeinsam identifiziert und dokumentiert.

(2) Die Therapeutin schreibt die anhand des Zielfindungsbogens M3 identifizierten Funktionsziele in den Protokollbogen ‚Gemeinsame Zielfindung mit den Eltern' (M5) und stellt für die Eltern den Zusammenhang zu deren Zielen dar.

(3) Gemeinsam mit den Eltern wird überlegt, ob es umwelt- und / oder personbezogene Faktoren gibt, welche die sprachlichen Fähigkeiten positiv oder negativ beeinflussen und in der Therapie berücksichtigt werden müssen (vgl. Tabelle 8 / Seite 37).

Anwendungsmöglichkeit ‚Passive Eltern':

(1) Die Therapeutin formuliert auf Basis der Anamnese Ziele auf Partizipations- und Aktivitätsebene. Berichten die Eltern z. B. davon, dass das Kind im Kindergarten meist alleine spielt, weil es von anderen schlecht verstanden wird, kann ein mögliches Ziel auf Partizipationsebene das gemeinsame Spiel mit anderen Kindergartenkindern sein. Wurden in der Anamnese Hinweise auf hemmende oder fördernde Kontextfaktoren gegeben, können diese von der Therapeutin vermerkt werden.

(2) Die Therapeutin ergänzt die identifizierten Funktionsziele auf dem Protokollbogen M5.

(3) Sie erklärt den Eltern die Therapieziele und deren Zusammenhang anhand des Bogens. Sie fragt nach Ergänzungen oder Veränderungen der Ziele durch die Eltern.

Für beide Fallbeispiele **F1** Jana und **F2** Neo findet sich der ausgefüllte Protokollbogen M5 in Anhang II.

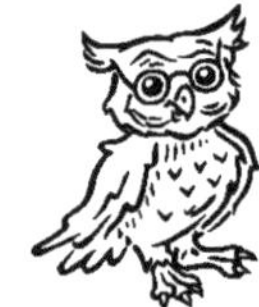

Anwendung bei mehrsprachigen Kindern:
Der **Protokollbogen M5** kann bei Eltern mehrsprachiger Kinder uneingeschränkt Anwendung finden. Hierbei sind die Sprachkompetenzen der Eltern zu berücksichtigen und jeweils zu klären, auf welche Sprache(n) sich die Ziele beziehen.

3.7 M6 – Informationsblatt für Eltern

Eltern können erhebliche Zweifel an der Sprachtherapie ihres Kindes ausbilden, wenn sie sich nicht in einem erforderlichen Maße aufgeklärt und informiert fühlen. Die Aufklärung der Eltern über das Störungsbild des Kindes sowie die weiteren therapeutischen Schritte stellen die Grundlage einer erfolgreichen Zusammenarbeit dar.

Da die Therapie individuell sehr unterschiedlich gestaltet sein kann, informiert das ‚Informationsblatt für Eltern' (M6) schwerpunktmäßig über das Störungsbild und seine Symptome.

Die Eltern müssen einerseits nachvollziehen können, was sich hinter dem Begriff Dysgrammatismus allgemein verbirgt und andererseits die spezifischen Auffälligkeiten und Fähigkeiten ihres Kindes verstehen. Hierfür ist eine angemessene Sprache notwendig, die Fachbegriffe vermeidet bzw. erklärt. In einer Tabelle auf demselben Bogen kann eingetragen werden, was das Kind bereits kann bzw. wo es noch Schwierigkeiten hat. Das Informationsblatt für Eltern kann während des Diagnosegesprächs im Beisein der Eltern ausgefüllt werden. Alternativ kann die Sprachtherapeutin den Bogen vorab ausfüllen und zum Gespräch mitbringen und / oder den Eltern mit nach Hause geben.

Anwendung:

(1) Nach abgeschlossener Diagnostik vergibt die Sprachtherapeutin in der Spalte + / – ein ‚+' bei den Fähigkeiten, über die das Kind bereits verfügt, und ein ‚– ' bei den Bereichen, die dem Kind noch Schwierigkeiten bereiten.

(2) Sie ergänzt gegebenenfalls spezifische Sprachbeispiele des Kindes.

(3) Das Ergebnis der Diagnostik, das nun schriftlich festgehalten wurde, wird mit den Eltern besprochen. Der Bogen kann nach Hause mitgegeben werden.

(4) Nachdem die Eltern über das Störungsbild informiert wurden, schließt sich die Besprechung des Bogens M5 ‚Gemeinsame Zielfindung mit den Eltern' sinnvoll an.

Für das Fallbeispiel **F1** Jana findet sich das ausgefüllte Informationsblatt M6 in Anhang II.

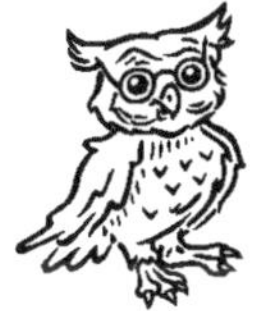

Anwendung bei mehrsprachigen Kindern:
Das **Informationsblatt M6** kann bei Eltern mehrsprachiger Kinder für die sprachlichen Fähigkeiten im Deutschen Anwendung finden. Hierbei sind die Sprachkompetenzen der Eltern zu berücksichtigen. Außerdem muss beachtet werden, dass bei mehrsprachigen Kindern nicht jede grammatische Auffälligkeit als Symptom einer SSES zu bewerten ist. Unsicherheiten im Genus, Kasus und Numerus können auch Ausdruck eines typischen, sukzessiven Spracherwerbs sein.

4. Literaturverzeichnis

Andresen, H. (2005).
Vom Sprechen zum Schreiben. Stuttgart: Klett-Cotta Verlag.

Arbeitsgemeinschaft der Wissenschaftlichen Medizinischen Fachgesellschaften e.V., AWMF (2011).
Diagnostik von Sprachentwicklungsstörungen (SES), unter Berücksichtigung umschriebener Sprachentwicklungsstörungen (USES). Interdisziplinäre S2k-Leitlinie.
http://www.awmf.org/uploads/tx_szleitlinien/049006l_S2k_Sprachentwicklungsstoerungen_Diagnostik_2013-06_01.pdf [24.06.16]

Arbeitsgemeinschaft der Wissenschaftlichen Medizinischen Fachgesellschaften e.V., AWMF (n. d.).
Angemeldetes Leitlinienvorhaben. http://www.awmf.org/leitlinien/detail/anmeldung/1/ll/049-015.html [20.10.16]

Baumgartner, S. (2008).
Kindersprachtherapie. Eine integrative Grundlegung. München: Ernst Reinhardt Verlag.

Beushausen, U. (2007).
Testhandbuch Sprache. Bern: Hans Huber Verlag.

Beushausen, U. & Grötzbach, H. (2011).
Evidenzbasierte Sprachtherapie. München: Elsevier Verlag.

Bittner, D. (2012).
Grammatische Entwicklung. In: S. Ringmann & J. Siegmüller (Hrsg.), Handbuch Spracherwerb und Sprachentwicklungsstörungen (S. 51 – 76). München: Elsevier Verlag.

Böhme, G. (2003).
Sprach-, Sprech-, Stimm- und Schluckstörungen, Band 1: Klinik. München: Urban & Fischer Verlag.

Butzkamm, W. & Butzkamm, J. (1999).
Wie Kinder sprechen lernen: Kindliche Entwicklung und die Sprachlichkeit des Menschen. Tübingen: A. Francke.

Clahsen, H. (1986).
Die Profilanalyse. Berlin: Marhold.

Clahsen, H. (1988).
Normale und gestörte Kindersprache. Amsterdam: John Benjamins Verlag.

Clahsen, H., Rothweiler, M., Woest, A. & Marcus, G. F. (1992).
Regular and irregular inflection in the acquisition of German noun plurals. Cognition, 45, S. 225 – 255.

Crais, E. R. & Roberts, J. E. (1991).
Decision Making in Assessment and Early Intervention Planning. Language, Speech, and Hearing Services in Schools, 22, S. 19 – 30.

Dannenbauer, F.-M. (1999).
Grammatik. In: S. Baumgartner & I. Füssenich (Hrsg.), Sprachtherapie mit Kindern (S. 105 – 161). München: Ernst Reinhardt Verlag.

Dannenbauer, F.-M. (2002).
Die Therapie grammatischer Entwicklungsstörungen. In: S. Baumgartner & I. Füssenich (Hrsg.), Sprachtherapie mit Kindern (S. 136 – 161). München: Ernst Reinhardt Verlag.

Dannenbauer, F.-M. (2003).
Grundlagen der Sprachtherapie bei spezifischer Sprachentwicklungsstörung. In: M. Grohnfeldt (Hrsg.), Lehrbuch der Sprachheilpädagogik und Logopädie, Band 4 (S. 159 – 177). Stuttgart: Kohlhammer Verlag.

Dittmann, J. (2010).
Der Spracherwerb des Kindes. München: Beck Verlag.

Eicher, I. (2009).
Sprachtherapie planen, durchführen, evaluieren. München: Ernst Reinhardt Verlag.

Eisenbeiss, S., Bartke, S. & Clahsen, H. (2005/2006).
Structural and lexical case in child German: Evidence from language-impaired and typically developing children. Language acquisition, 13(1), S. 3 – 32.

Fox-Boyer, A. (2015).
Kindliche Aussprachestörungen. 7. überarbeitete Auflage. Idstein: Schulz-Kirchner Verlag.

Grohnfeldt, M. (2009).
Diagnostik, Prävention und Evaluation in der Sprachheilpädagogik und Logopädie. In: M. Grohnfeldt (Hrsg.), Lehrbuch der Sprachheilpädagogik und Logopädie, Band 3 (S. 17 – 29). Stuttgart: Kohlhammer Verlag.

Grötzbach, H. & Iven, C. (2014).
ICF und ICF-CY in der Sprachtherapie. 2., aktualisierte und überarbeitete Auflage. Idstein: Schulz-Kirchner Verlag.

Grötzbach, H., Hollenweger, J. & Iven, C. (2014).
ICF und ICF-CY in der Sprachtherapie. Idstein: Schulz Kirchner Verlag.

Gumpert, M. & Vogt, S. (2014).
Störungen im Grammatikerwerb und ICF-CY. In: H. Grötzbach, J. Hollenweger & C. Iven (Hrsg.), ICF und ICF-CY in der Sprachtherapie (S. 57 – 69). Idstein: Schulz Kirchner Verlag.

Hoffschildt, C. (2011).
Dysgrammatismus. Morphologische und syntaktische Komponenten. Sprache • Stimme • Gehör, 35(04), S. e137-e138.

Kannengieser, S. (2015).
Sprachentwicklungsstörungen. 3. Auflage. München: Elsevier Verlag.

Kany, W. & Schöler, H. (2010).
Fokus: Sprachdiagnostik. Leitfaden zur Sprachstandsbestimmung im Kindergarten. Berlin: Cornelsen Verlag.

Kauschke, C., Kurth, A. & Domahs, U. (2011).
Acquisition of German noun plurals in typically developing children and children with specific language impairment. Child Development Research, 2011, S. 1 – 17.

Kauschke, C. & Siegmüller, J. (2010).
Patholinguistische Diagnostik bei Sprachentwicklungsstörungen. München: Elsevier Verlag.

Keilmann, A., Büttner, C. & Böhme, G. (2009).
Sprachentwicklungsstörungen. Interdisziplinäre Diagnostik und Therapie. Bern: Huber Verlag.

Köpcke, K.-M. (1998).
The acquisition of plural marking in English and German revisited: schemata versus rules. Journal of Child Language, 25, S. 293 – 319.

Kruse, S. (2007).
Kindlicher Grammatikerwerb und Dysgrammatismus. Stuttgart: Haupt Verlag.

Laaha, S, Ravid, D, Koreckykröll, K., Laaha, G. & Dressler, W. (2006).
Early noun plurals in German: regularity, productivity or default? Journal of Child Language, 33(2), S. 271 302.

Lindner, K. (2002).
Finiteness and children with specific language impairment: an exploratory study. Linguistics, 40(4), S. 797 – 847.

Löb, W. & Siegmüller, J. (2014).
Grammatiktherapie. In: A. Fox-Boyer (Hrsg.), Handbuch Spracherwerb und Sprachentwicklungsstörungen. Kindergartenphase (S. 157 – 171). München: Elsevier Verlag.

Mathis, A. & Kauschke, C. (2008).
Zur Wirksamkeit der patholinguistischen Intervention bei Störungen im Pluralerwerb. L.O.G.O.S. interdisziplinär, 16(4), S: 280 – 289.

Michaelis, R. & Niemann, G. (2010).
Entwicklungsneurologie und Neuropädiatrie. Stuttgart: Thieme Verlag.

Motsch, H.-J. (2009).
Grammatische Störungen. In: M. Grohnfeldt (Hrsg.), Lehrbuch der Sprachheilpädagogik und Logopädie, Band 3 (S. 163 – 181). Stuttgart: Kohlhammer Verlag.

Motsch, H.-J. (2010).
Kontextoptimierung. Evidenzbasierte Intervention bei grammatischen Störungen in Therapie und Unterricht. München: Ernst Reinhardt Verlag.

Motsch, H.-J. & Rietz, C. (2016).
ESGRAF 4 – 8 - Grammatiktest für 4- bis 8-jährige Kinder. München: Ernst Reinhardt Verlag.

Penner, Z. & Kölliker-Funk, M. (1998).
Therapie und Diagnose von Grammatikerwerbsstörungen, ein Arbeitsbuch. Biel: Schüler AG.

Petermann, F. (2012).
Sprachstandserhebungstest für Kinder im Alter zwischen 5 und 10 Jahren. 2. Auflage, Göttingen: Hogrefe.

Riederer, K. & Schwytay, J. (2012).
Aufbau und Festigung morphologischer Markierungen. In: C. Kauschke & J. Siegmüller (Hrsg.), Materialien zur Therapie nach dem Patholinguistischen Ansatz (PLAN) (S. 135 – 217). Elsevier: München Verlag.

Ringmann, S. (2012).
Therapie der Erzählfähigkeit. In: S. Ringmann & J. Siegmüller (Hrsg.), Handbuch Spracherwerb und Sprachentwicklungsstörungen (S. 163 – 187). Elsevier: München Verlag.

Ritterfeld, U. (1999).
Pragmatische Elternpartizipation in der Behandlung dysphasischer Kinder. Sprache • Stimme • Gehör, 23, 192 – 197.

Rothweiler, M., Chilla, S. & Clahsen, H. (2012).
Subject-verb-agreement in Specific language impairment: A study of monolingual and bilingual German-speaking children. Bilingualism: Language and Cognition, 15, S. 39 – 57.

Schmitz, P. & Fox A. (2007).
Sprachverstehenstests im Deutschen unter besonderer Berücksichtigung des TROG-D. Forum Logopädie 21(4), S. 18 – 25.

Schrey-Dern, D. (2006).
Sprachentwicklungsstörungen. Stuttgart: Thieme.

Schröder, A., Lorenz, A., Burchert, F. & Stadie, N. (2009).
Komplexe Sätze. Hofheim: NAT-Verlag.

Schwytay, J. (2012).
Therapiebereich „Aufbau und Erweiterung von Satzstrukturen". In: C. Kauschke & J. Siegmüller (Hrsg.), Materialien zur Therapie nach dem Patholinguistischen Ansatz (PLAN) (S. 35 – 62). München: Elsevier Verlag.

Siegmüller, J. (2003).
Sprachtherapeutische Intervention bei Störungen auf der grammatischen Ebene bei Schulkindern. L.O.G.O.S. interdisziplinär, 11(1), S. 36 – 41.

Siegmüller, J. & Kauschke, C. (2006).
Patholinguistische Therapie bei Sprachentwicklungsstörungen, München: Elsevier Verlag.

Siegmüller, J. (2009).
Sprachentwicklungsstörung mit komplexem asynchronen Profil. In: U. Beushausen (Hrsg.), Therapeutische Entscheidungsfindung in der Sprachtherapie (S. 79 – 97). München: Elsevier Verlag.

Siegmüller, J. (2011).
Störungen der Grammatik. In: J. Siegmüller & H. Bartels (Hrsg.), Leitfaden Sprache • Sprechen • Stimme • Schlucken (S. 73 – 85). München: Elsevier Verlag.

Siegmüller, J. (2012).
Kompensierter Dysgrammatismus. In S. Ringmann & J. Siegmüller (Hrsg.), Handbuch Spracherwerb und Sprachentwicklungsstörungen (S. 103 – 132). München: Elsevier Verlag.

Siegmüller, J. (2013).
Emergenzorientierte Grammatiktherapie auf der Grundlage der PLAN: Erste Ergebnisse des DYSTEL-Projektes, Spektrum Patholinguistik, 6, 5 – 45.

Siegmüller, J. & Beier (2015).
Kindersprachstörungen und ihre Therapie. Forum Logopädie, 1(29), S. 6 – 11.

Siegmüller, J., Gnadt, M., Baumann, J., Meyer, S. & Gosewinkel, S. (2016).
Diagnostik auf den Ebenen Syntax und Morphonolgie. Sprache • Stimme • Gehör, 40, 82 – 89.

Suchodoletz, W. von (2009).
Wie wirksam ist Sprachtherapie? Kindheit und Entwicklung, 18(4), S. 213 – 221.

Szagun, G. (2001).
Learning different regularities: the acquisition of noun plurals by German-speaking children. First Language, 21, S. 109 – 141.

Szagun, G. (2006).
Sprachentwicklung beim Kind. Weinheim: Beltz Verlag.

Thelen (2014).
Störungen der Grammatik zwischen 3:0 und 5;0 Jahren. In: A. Fox-Boyer (Hrsg.), Handbuch Spracherwerb und Sprachentwicklungsstörungen – Kindergartenphase (S. 55 – 72). München: Elsevier Verlag.

Tracy, R. (2008).
Wie Kinder Sprachen lernen. Tübingen: A. Francke.

Ulrich, T., Penke, M., Berg, M., Lüdtke, U. M. & Motsch, H.-J. (2016).
Der Dativerwerb – Forschungsergebnisse und ihre therapeutischen Konsequenzen. LOGOS, 24,3, 176 – 190.

Vogt, S., Gumpert, M. & Korntheuer, P. (2014).
Leitfaden sprachtherapeutische Anamnese bei Kindern. In: P. Korntheuer, M. Gumpert & S. Vogt (Hrsg.), Anamnese in der Sprachtherapie (S. 35 – 50). München: Ernst Reinhardt Verlag.

Wendlandt, W. (2011).
Sprachstörungen im Kindesalter. Stuttgart: Thieme Verlag.

Wittek, A. & Tomasello, M. (2005).
German-speaking children's productivity with syntactic constructions and case morphology: Local cues at locally. First language, 25(1), S. 103 – 125.

World Health Organization (2005).
Internationale Klassifikation der Funktionsfähigkeit, Behinderung und Gesundheit (ICF). Genf: Deutsches Institut für Medizinische Dokumentation und Information (DIMDI).

5. Abbildungs - und Tabellenverzeichnis

Abbildungen

Tabellen

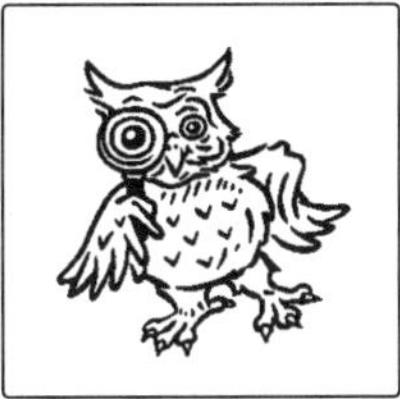

ANHANG I:
GreTa – Material

M 1.1 – Protokollbogen zur detaillierten Symptomanalyse – Syntax

GreTa-Material

Name des Kindes: ______________________ erstellt am: __________

Geburtsdatum: ______________ Alter: _____

SYNTAX

Verwendung obligatorischer Satzglieder: *Das Kind zeigt folgende Auffälligkeit(en)*

- ◯ Auslassung von Subjekten (z. B. * ,___ spielt Ball.')
- ◯ Auslassung von Verben (z. B. * ,Der Junge ___ Ball.')
- ◯ Auslassung von Objekten (z. B. * ,Der Junge kauft ___.')
- ◯ Auslassung obligatorischer Präpositionen (z. B. * ,Der Junge spielt Ball ___ der Wiese.')
- ◯ Auslassung obligatorischer Artikel (z. B. * ,___ Junge kauft Äpfel.')
- ◯ Auslassung anderer Funktionswörter (z. B. Hilfsverben, Konjunktionen)

Anmerkungen: ____

Verbstellung im Hauptsatz: *Das Kind zeigt in Hauptsätzen folgende Auffälligkeit(en)*

- ◯ unflektierte Verben in Verbendstellung (z. B. * ,Die Oma Kuchen backen.')
- ◯ flektierte Verben in Verbendstellung (z. B. * ,Die Oma Kuchen backt.')
- ◯ unflektierte Verben in Verbzweitstellung (z. B. * ,Die Oma backen Kuchen.')
- ◯ sonstige, abweichende Verbstellung (z. B. * ,Hier die Vögel füttert der Mann.')

Anmerkungen: ____

Syntaktisch komplexe Sätze: *Das Kind zeigt folgende Auffälligkeit(en)*

- ◯ überwiegend Subjekt-Verb-Objekt-Sätze (z. B. ,Ich spiele Ball.'), keine Topikalisierungen bzw. keine Fragesätze
- ◯ überwiegend Modalverbkonstruktionen mit einem unflektierten Vollverb in Verbendstellung (z. B. ,Ich möchte Ball spielen.')
- ◯ Topikalisierungen mit Verbendstellung (z. B. ,Ball ich spiele.')

Anmerkungen: ____

Nebensätze: *Das Kind zeigt folgende Auffälligkeit(en)*

- ◯ keine Nebensätze; Aneinanderreihung von Hauptsätzen (z. B. ,Sie nimmt den Regenschirm mit. Es regnet.')
- ◯ Nebensätze mit starrer Subjekt-Verb-Konstruktion (z. B. * ,..., wenn sie ist aufgestanden.')
- ◯ Nebensätze mit Verbzweitstellung (z. B. * ,..., wenn ist sie aufgestanden.')
- ◯ Nebensätze ohne Nebensatzeinleiter (z. B. * ,..., ___ sie aufgestanden ist.')
- ◯ Platzhalter statt Nebensatzeinleiter (z. B. * ,..., he sie aufgestanden ist.')
- ◯ Falsche Nebensatzeinleiter (z. B. * ,..., wegen sie aufgestanden ist.')

Anmerkungen: ____

M 1.2 – Protokollbogen zur detaillierten Symptomanalyse – Morphologie

Name des Kindes: ______________________ erstellt am: __________

Geburtsdatum: ______________ Alter: ______

MORPHOLOGIE

Subjekt-Verb-Kongruenz: *Das Kind zeigt folgende Auffälligkeit(en)*

- ◯ Verben in Stammform, d. h. im Infinitiv (z. B. * ‚Das Kind spielen Ball.')
- ◯ infinitivartige Formen auf -e (z. B. * ‚Das Kind spiele Ball.')
- ◯ Übergeneralisierungen einer / mehrerer Flexionsform(en) bei einem unvollständigen Flexionsinventar (z. B. * ‚Ich geht; du geht; wir geht')
- ◯ falsche Anwendung der Verbflexionen bei vollständigem Flexionsinventar (z. B. * ‚Die Kinder spielst Ball. Ich spielt mit. Max spiele auch.')
- ◯ falsche Verbflexionen bei unregelmäßigen Verben (z. B. * ‚Papa fahrt Auto.')

Anmerkungen: ____

Genus: *Das Kind zeigt folgende Auffälligkeit(en)*

- ◯ Verwendung von Platzhaltern (z. B. *‚de Haus')
- ◯ Zuweisung des falschen Genus (z. B. *‚der Haus')

Anmerkungen: ____

Numerus: *Das Kind zeigt folgende Auffälligkeit(en)*

- ◯ Singular statt Plural (z. B. * ‚viele Katze')
- ◯ Übergeneralisierungen einer / mehrerer Flexionsform(en) bei unvollständigem Pluralinventar (z. B. * viele Löffeln, viele Pferden, viele Zebran')
- ◯ Falsche Flexionsform(en) bei vollständigem Pluralinventar (z. B. * ‚viele Räupen, viele Gabels, viele Balle')

Anmerkungen: ____

Kasus: *Das Kind zeigt folgende Auffälligkeit(en)*

- ◯ Nominativ statt Akkusativ (z. B. * ‚Der Hund fängt der Ball.')
- ◯ Nominativ statt Dativ (z. B. * ‚Der Junge schenkt die Blume die Oma.')
- ◯ Akkusativ statt Dativ (z. B. * ‚Der Junge gibt den Hund den Knochen.')
- ◯ Auslassung obligatorischer Artikel im Akkusativ / Dativ (z. B. *, Der Hund fängt _ Ball.')
- ◯ Ersetzung obligatorischer Artikel im Akkusativ / Dativ durch Platzhalter (z. B. * ‚Die Oma winkt de Mädchen')

Anmerkungen: ____

(für nähere Informationen zu möglichen Symptomen vgl. Kapitel 1.1)

M 2.1 – Entwicklungschronologische Checkliste

Name des Kindes: ______________________ erstellt am: ______________

Geburtsdatum: ______________ Alter: ______

	Symptom	Beispieläußerung	Übergeordnetes Therapieziel	Therapierelevant im Alter von … 3;0 - 3;11 Jahren	4;0 - 4;5 Jahren	4;6 - 4;11 Jahren	5;0 - 5;11 Jahren	6;0 Jahren oder älter
	Subjekte oder Verben werden ausgelassen.	Spielt Ball. Das Kind Ball.	Realisierung der Subjekte bzw. Verben (→ ggf. in Kombination mit einer semantisch-lexikalischen Therapie)	ja	ja	ja	ja	ja
	Verben stehen vorrangig in Endstellung im Hauptsatz.	Das Kind Ball spielen.	Zweitstellung des (finiten) Verbs in Hauptsätzen	ja	ja	ja	ja	ja
	Verben stehen unflektiert in Verbzweitstellung.	Das Kind spielen Ball.	Erwerb der Flexionsformen (→ vorausgesetzt, das Kind hat die Verbzweitstellungsregel sicher erworben)	ja	ja	ja	ja	ja
	Die Subjekt-Verb-Kongruenz ist fehlerhaft.	Du spielt Ball.	Erwerb der korrekten Kongruenzregeln	ja	ja	ja	ja	ja
	(Obligatorische) Artikel werden ausgelassen.	Kind spielt Ball.	Erwerb der Artikeleinsetzung, Aufbau der Nominalphrase	nein	ja	ja	ja	ja
	Der Plural wird nicht markiert.	Ein Ball. Zwei Ball.	Entdecken der Unterscheidung zwischen Ein- und Mehrzahl (→ Flexion muss dabei noch nicht korrekt sein)	nein	ja	ja	ja	ja
	Verwendung unflexibler / starrer Satzstrukturen.	Das Kind spielt. Das Kind spielt?	Flexibilisierung der Satzstrukturen durch Verwendung von Topikalisierungen, Subjekt-Verb-Inversion und Fragesätzen.	nein	nein	ja	ja	ja

M 2.2 – Entwicklungschronologische Checkliste (Fortsetzung)

Name des Kindes: ______________________ erstellt am: ______________

Geburtsdatum: ____________ Alter: ______

	Symptom	Beispieläußerung	Übergeordnetes Therapieziel	Therapierelevant im Alter von … 3;0 - 3;11 Jahren	4;0 - 4;5 Jahren	4;6 - 4;11 Jahren	5;0 - 5;11 Jahren	6;0 Jahren oder älter
	Obligatorische Objekte werden ausgelassen.	Der Junge schenkt.	Realisierung der obligatorischen Objekte im Satz	nein	nein	ja	ja	ja
	Artikel werden durch Platzhalter ersetzt oder das falsche Genus verwendet.	De Haus. He Hund. Der Kind. Das Ball.	Erwerb der korrekten Genusmarkierung	nein	nein	ja	ja	ja
	Das Pluralinventar ist unvollständig bzw. ein oder zwei Markierungen werden übergeneralisiert.	die Hunden, die Tischen, die Stiften	Entdecken der fehlenden Flexionsformen	nein	nein	nein	ja	ja
	Der Akkusativ wird nicht bzw. falsch markiert.	Der Hund fängt der Ball.	Erwerb der korrekten Akkusativmarkierung	nein	nein	nein	ja	ja
	• Nebensätze fehlen. • Nebensätze werden mit Verbzweitstellung produziert. • Nebensätze werden mit falschen Konjunktionen gebildet.	→ Das Mädchen freut sich. Sie spielt Ball. → …, wenn sie spielt Ball. → …, wegen sie Ball spielt.	Erwerb der Nebensatzstrukturen mit finiter Verbendstellung; Erwerb der korrekten Nebensatzeinleiter	nein	nein	nein	ja	ja
	Der Plural wird falsch markiert, das Inventar ist jedoch vollständig.	die Mädchens, die Büssen	Zuweisung der korrekten Flexionsformen	nein	nein	nein	nein	ja
	Der Dativ wird falsch markiert.	Der Junge gibt den Ball den Hund.	Erwerb der korrekten Dativmarkierung	nein	nein	nein	nein	ja

M 3.1 – Identifizierung von Funktionszielen

Name des Kindes: ______________________ erstellt am: ______________

Geburtsdatum: ____________ Alter: ______

1. Welche Funktion(en) beherrscht das Kind noch nicht? *(vgl. Kap. 1.1)*

	ab 3;0 Jahre	ab 4;0 Jahre	ab 4;6 Jahre	ab 5;0 Jahre	ab 6;0 Jahre
Nominal-Phrase		◯ Artikeleinsetzung ◯ Unterscheidung von Ein-/ Mehrzahl	◯ Korrekte Genusmarkierung	◯ Vollständiges Flexions-inventar der Plural-markierung ◯ Akkusativmarkierung i. O.	◯ Dativmarkierung i. O. ◯ korrekte Pluralmarkie-rung bei vollständigem Flexionsinventar
Verbal-Phrase	◯ Realisierung obliga-torischer Subjekte bzw. Verben ◯ Verbzweitstellung im Hauptsatz ◯ Subjekt-Verb-Kongruenz (regel-mäßige Verben)		◯ Realisierung obligatorischer Objekte ◯ Verwendung von komplexen Sätzen	◯ Verwendung von Nebensätzen	

2. Kommen für die Therapie mehrere Ziele in Frage? *(vgl. Kap. 2)*

Welches Ziel ist für das Kind pragmatisch bedeutsam? ______________________

Welches Ziel macht das Kind verständlicher? ______________________

Welches Ziel könnte weitere sprachliche Entwicklungen auslösen? ______________________

Welches Ziel ist für das Kind erreichbar und wird u. U. bereits vereinzelt verwendet? ______________________

Welches Ziel ist gut vermittelbar und regelhaft? ______________________

Identifiziertes Funktionsziel: ______________________

M 3.2 – Identifizierung von Funktionszielen (Fortsetzung)

Name des Kindes: ______________________ Alter: ______ erstellt am: ______________________

3. Hat das Kind die sprachlichen Voraussetzungen, das Ziel zu erreichen? *(vgl. Kap. 2.4)*

Bestehen pragmatisch-kommunikative Einschränkungen, die das Kind am Erreichen des Ziels hindern?

○ nein ○ ja, nämlich: ○ sehr geringe sprachliche Initiative ○ ausgeprägtes Störungsbewusstsein

○ ______________________

Besteht ein eingeschränkter Wortschatz, der das Kind am Erreichen des (syntaktischen) Ziels hindert?

○ nein ○ ja, nämlich: ○ für Verben ○ für Nomen ○ für Präpositionen

○ ______________________

Bestehen phonologische Prozesse, die das Kind am Erreichen des (morphologischen) Ziels hindern?

○ nein ○ ja, nämlich: ○ Tilgung initialer Silben ○ Tilgung finaler Konsonanten

○ ______________________

SMARTe(s) Funktionsziel(e) der Therapie *(vgl. Kap. 2)*

Spezifisch: Welche konkrete sprachliche Leistung soll sich verbessern? ______________________

Messbar: In welchem Ausmaß soll sich die sprachliche Leistung des Kindes verbessern? ______________________

Erreichbar: Ist das Ziel für das Kind erreichbar? ______________________

Relevant: Ist das Ziel für das Kind wichtig, und stimmt es mit seinen und den Wünschen der Eltern überein? ______________________

Terminierbar: In welchem Zeitraum soll das Ziel erreicht werden? ______________________

Funktionsziel(e):

____

M 4.1 – Welche Ziele hat das Kind? *(für jüngere Kinder)*

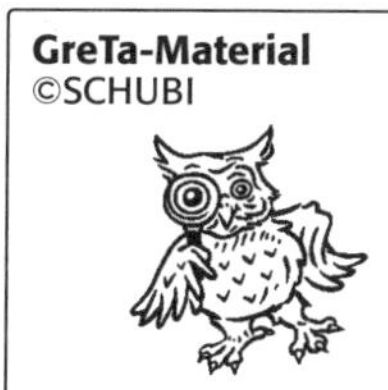

Erstellt am: ______________________

Foto / Bild

Ziele für die logopädische Therapie von:

____

für die nächsten ______ Stunden!

M 4.2 – Welche Ziele hat das Kind? *(für ältere Kinder)* ____________

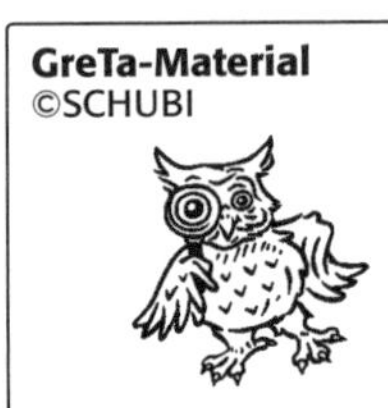

Erstellt am: ____________________

Foto / Bild

Ziele für die logopädische Therapie von:

____

für die nächsten ______ Stunden!

M 5 – Gemeinsame Zielfindung mit den Eltern

Name des Kindes: ______________________ erstellt am: __________

Gesprächspartner(in): ______________________________

An welchen Lebensbereichen soll das Kind (wieder) teilhaben können?
(z. B. Kindergarten / Schule, Kommunikation in der Familie / mit Freunden)

(Langfristiges Ziel)

⇩

Was soll das Kind können, um (wieder) besser an bestimmten Lebensbereichen teilhaben zu können? (z. B. sich sprachlich besser ausdrücken können, Aufträge verstehen)

(Mittelfristiges Ziel)

⇩

Welche konkreten sprachlichen Fähigkeiten müssen verbessert werden, damit das Kind die Ziele erreichen kann? (z. B. Verbzweitstellung im Hauptsatz)

(Kurzfristiges Ziel)

Gibt es im **Umfeld des Kindes** Faktoren, welche die sprachlichen Fähigkeiten positiv oder negativ beeinflussen?	Gibt es **beim Kind** Faktoren, welche die sprachlichen Fähigkeiten positiv oder negativ beeinflussen?

M 6 – Informationsblatt für Eltern

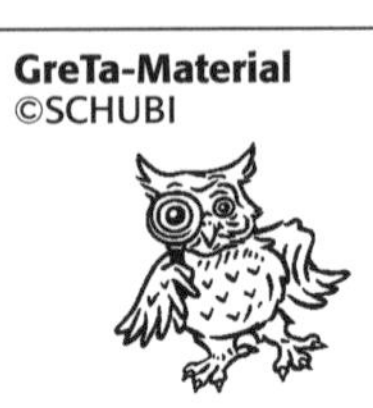

Was versteht man unter Dysgrammatismus?

Der Dysgrammatismus ist eine entwicklungsbedingte Störung des Grammatikerwerbs, d. h. des Regelsystems unserer Sprache. Er gehört zu den Sprachentwicklungsstörungen, von denen etwa 5 bis 8 von 100 Kindern betroffen sind. Auffälligkeiten können sich im Satzbau (Syntax) zeigen. Hierunter fällt, ob ein Satz vollständig ist und die einzelnen Satzteile in der richtigen Reihenfolge genannt werden. Außerdem kann die Wortbeugung (Morphologie) auffällig sein. Ein Wort zu beugen (flektieren) bedeutet, es in seiner grammatischen Form abzuwandeln. So können u. a. verschiedene Personen (‚laufen/läuft'), Fälle (‚der Mann/den Mann'), Zeiten (‚malen/gemalt') oder Anzahlen (‚Buch/Bücher') ausgedrückt werden.

Kinder mit Dysgrammatismus haben Schwierigkeiten, die grammatischen Regeln richtig zu erwerben, sie zu verstehen und anzuwenden. Dabei treten je nach Kind sowie Alter des Kindes unterschiedliche Fähigkeiten und Fehler auf, so dass kein Kind genau dem anderen gleicht.

Was kann Ihr Kind bereits (+)? / Was bereitet Ihrem Kind noch Schwierigkeiten (–)?

+/-	Satzbau (Syntax)	Beispiel des Kindes	+/-	Wortbeugung (Morphologie)	Beispiel des Kindes
	Bildung vollständiger Sätze			Beugung der Verben	
	Reihenfolge der Wörter im Satz			Mehrzahlbildung	
	Bildung von Fragesätzen und flexiblen Sätzen			Grammatisches Geschlecht von Wörtern (der, die, das)	
	Bildung von Nebensätzen			Grammatische Fälle (Akkusativ: Wen? Dativ: Wem?)	

(von der Sprachtherapeutin oder gemeinsam mit den Eltern auszufüllen)

Neben der Grammatik können dem Kind auch andere sprachliche Bereiche wie der Wortschatz oder die Aussprache Schwierigkeiten bereiten.

Was sind mögliche Ursachen?

Für den Großteil der Kinder kann keine konkrete Ursache gefunden werden. Es wird angenommen, dass Kinder mit Dysgrammatismus grammatische Informationen im Sprachangebot weniger gut wahrnehmen und verarbeiten können. Vermutlich gibt es eine angeborene Komponente. Auch Grunderkrankungen wie z. B. Hörstörungen können ursächlich sein.

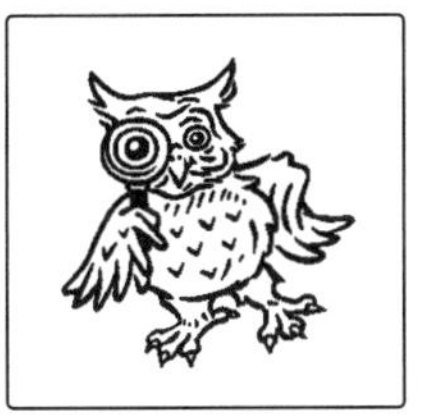

ANHANG II:
GreTa – Fallbeispiele

F1 GreTa – Fallbeispiel Jana

Hintergrundinformationen (Anamnese)

Die Eltern melden die 4;6-jährige Jana zur logopädischen Diagnostik an, da sie für die Großeltern und insbesondere auch für Fremde schwer verständlich sei. Stelle Jana Fragen, würden diese meist nicht verstanden. Bei Nachfragen ziehe sich Jana dann zurück und fühle sich unter Druck gesetzt. Jana sei eigentlich ein aufgewecktes, motiviertes Kind und die Eltern können sich daher nicht erklären, warum es mit der Sprache nicht vorangehe. Auffälligkeiten in anderen Entwicklungsbereichen seien nicht bekannt.

Ergebnisse der Untersuchung

Mit Jana wurden verschiedene Untertests der Patholinguistischen Diagnostik bei Sprachentwicklungsstörungen (PDSS; Kauschke & Siegmüller, 2010) durchgeführt. Um zusätzliche Sprachdaten zu erheben, wurde in einem Freispiel mit einem Einkaufsladen ihre Spontansprache genauer betrachtet. Jana äußerte unter anderem Folgendes:

(1) Ich der Kasse nehme.
(2) Das alles hier liegen.
(3) Guck mal! Wir der Apfel hier reinwerfen.
(4) Du die Keksen kaufen? [*erhöhte Stimmlage am Satzende deutet auf Frage hin*]
(5) Du jetzt mir Geld für der Kasse geben.
(6) Nein, du nicht die Äpfeln kaufen. Ich die Äpfeln kaufe.
(7) Guck mal! Der Katze mit der Roller fahren.
(8) Der Frau malen.
(9) Die Jungen mit der Eisenbahn spielen.
(10) Der Junge und der Mädchen der Teddybär haben.
(11) Der Mann die Hühnern Futter geben.
(12) Die Vogeln die Babys was bringen.
(13) Der Junge heulen. [*Warum?*] Ich nicht weiße.
(14) Der Junge der Frau der Regenschirm geben.
(15) Der Junge von Pferd runterfallen.
(16) Der Katze der Schüssel umwerfen. Der Frau schimpfen. [*Warum?*] Das kaputt. Der Junge nachdenken und dann das aufkehren. Der Katze weggehen und der Mama wieder lieb.

<u>Quantitative Auswertung:</u>

In den normierten produktiven Teilen der Grammatiküberprüfung mit der PDSS erreichte Jana unauffällige T-Werte:

- Produktion des obligatorischen Artikels vor Unika: Rohwert 7; T-Wert 62
- Produktion von Kasusmarkierungen (Akkusativ und Dativ): Rohwert 2; T-Wert 42
- Produktion von Pluralmarkierungen: Rohwert 5; T-Wert 48

<u>Qualitative Auswertung:</u>

Bei der Satzbildung fällt am stärksten die vorherrschende Verbendstellung auf. Das Verb wird dabei im Infinitiv verwendet bzw. als infinitivartige Form bei der 1. Person Singular (Bsp. 1, Nr. 6). Möglicherweise zeigt sich hier auch der Einstieg in die Subjekt-Verb-Kongruenz mit dem Beginn des Erwerbs der ersten Person Singular. Modalverben werden z. T. ausgelassen, eventuell hat das Mädchen Schwierigkeiten, gleichzeitig Verben in Zweit- und Endstellung im Satz zu positionieren, was sich auch bei zusammengesetzten Verben zeigt (Bsp. 3, 15, 16). Ebenso lässt Jana das Verb ‚sein' aus (Bsp. 16).

Fragesätze mit Verberststellung und W-Fragen sind nicht zu beobachten. Jana kennzeichnet ihre Fragen lediglich durch eine erhöhte Stimmlage am Satzende (Bsp. 4).
Die vereinzelte Verwendung des Aufforderungssatzes ‚Guck mal' kann nicht als regelhafte Verwendung der Verberststellung bei dieser Satzart bezeichnet werden. Vermutlich hat Jana diesen hochfrequenten Satz als Einheit abgespeichert, ohne daraus eine Regel abgeleitet zu haben.

Es sind auch nach Elizitation keine komplexen Sätze oder Nebensätze zu beobachten (Bsp. 13, 16).

Jana hat die Syntax der Nominalphrase erworben, verwendet jedoch zur Genusmarkierung im Singular lediglich den Artikel ‚der' (Bsp. 8). Der Nominativ wird auf akkusativfordernde Kontexte übergeneralisiert Bsp. 7, 9). Die Kasusmarkierung am Pronomen ‚mir' besitzt mehr eine semantische, besitzanzeigende Funktion als eine formal syntaktisch-morphologische, so dass auch hier noch nicht auf das Erkennen einer grammatischen Regel geschlossen werden kann (Bsp. 5).

Den Plural markiert Jana, verwendet jedoch falsche Flexionsformen. Oft zeigt sie Doppelmarkierungen mit einer Übergeneralisierung der Pluralform -n (Bsp. 11). Die Markierung am Artikel (‚die') macht das Mädchen jedoch konstant richtig.

Auf Basis der vorhandenen Sprachdaten kann keine Aussage darüber getroffen werden, ob Jana das Tempus mit der dazugehörigen Verbstellungsregel erworben hat. Dies sollte gesondert untersucht werden.

Zur Unterstützung der qualitativen Auswertung der Sprachbeispiele wurde der Protokollbogen zur Symptomanalyse M1 zu Hilfe genommen.

Zielfindung und -hierarchisierung für Jana

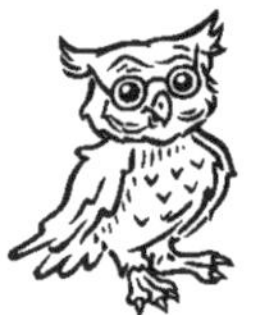

Entwicklungschronologisch (mit M2):

Mit Hilfe der Checkliste M2 werden folgende Symptome als therapierelevant identifiziert:

- Auslassung der Modalverben und des Vollverbs ‚sein'
- Verbendstellung im Hauptsatz
- fehlerhafte Subjekt-Verb-Kongruenz
- Verwendung unflexibler Satzmuster
- falsche Genusmarkierung

Die falschen Plural- und Kasusmarkierungen sowie das Fehlen von Nebensätzen sind in Janas Alter noch nicht behandlungsbedürftig. Zur vollständigen Dokumentation wurden die Bereiche aber in der Checkliste vermerkt.

Der Zeitstrahl des Zielfindungsbogens zu den Funktionszielen M3 veranschaulicht, in welcher Reihenfolge (rein entwicklungschronologisch betrachtet) die betroffenen grammatischen Funktionen behandelt werden könnten. Demnach müssen zunächst die Auslassung der Verben, die Verbendstellung im Hauptsatz sowie die Subjekt-

Verb-Kongruenz für regelmäßige Verben therapiert werden. Im Anschluss erfolgt die Behandlung der unflexiblen Sätze und danach werden die falschen Genusmarkierungen thematisiert.

Kriteriengeleitet (mit M3):
Die Beantwortung der Fragen unter Punkt 2 helfen dabei, die Zielfindung zu präzisieren:

(1) Welches Ziel ist für das Kind pragmatisch bedeutsam?
Jana möchte gerne besser verstanden werden, was auch der Wunsch der Eltern ist. Korrekt aufgebaute Hauptsätze sind ein erster Schritt. Oft verstehen andere auch nicht, dass Jana etwas fragt. Rein pragmatisch gesehen, ist es für Jana also wichtig, dass sie Fragen formulieren kann.
→ **Hauptsätze, komplexe Sätze**

(2) Welches Ziel macht das Kind verständlicher?
Die allgemeine Verständlichkeit würde erhöht, wenn Jana die Verbstellungsregel im Hauptsatz und die Subjekt-Verb-Kongruenz beherrschen würde. Die Auslassungen von Verben betreffen nur Modalverben und ‚sein'. Beides macht Jana nicht stark unverständlich.
→ **Verbzweitstellung im Hauptsatz, Subjekt-Verb-Kongruenz**

(3) Welches Ziel löst gegebenenfalls weitere sprachliche Entwicklungen aus?
Die Verbzweitstellung im Hauptsatz bildet die Basis für eine Flexibilisierung durch komplexere Sätze sowie Nebensätze. Die fehlende Trennung von Partikelverben kann ebenfalls durch die Therapie der Verbzweitstellung eine Veränderung erfahren. Die korrekte Genusmarkierung hingegen ist auslösend für die Plural- und Kasusmarkierungen. Die Verbzweitstellung und Subjekt-Verb-Kongruenz sind jedoch nach dem Kriterium der Verständlichkeit vorzuziehen. Es ist auch der Bereich, der die längste Stagnation erfahren hat.
→ **Verbzweitstellung im Hauptsatz, Subjekt-Verb-Kongruenz**

(4) Welches Ziel ist für das Kind erreichbar und wird u. U. bereits vereinzelt verwendet?
Vereinzelt verwendet Jana bereits Abweichungen vom Infinitiv eines Verbs. Die Erweiterung des Verbflexionsparadigmas und die korrekte Flexion sind somit ein erreichbares Ziel.
→ **Subjekt-Verb-Kongruenz**

(5) Welches Ziel ist gut vermittelbar und regelhaft?
Sowohl die Subjekt-Verb-Kongruenz als auch die Verbstellungsregeln sind regelhaft und gut zu veranschaulichen. Für den Erwerb der Subjekt-Verb-Kongruenz sollten ausschließlich regelmäßige Verben verwendet werden.
→ **Verbzweitstellung im Hauptsatz, Subjekt-Verb-Kongruenz**

Da Jana keine Auffälligkeiten auf anderen sprachlichen Ebenen zeigt, kann eine Behandlung auf syntaktisch-morphologischer Ebene beginnen. Der Verbwortschatz erscheint trotz Auslassungen umfangreich.

Aufgrund des bestehenden Störungsbewusstseins empfiehlt sich ein Therapieeinstieg über Methoden wie die Inputspezifizierung.

Kooperativ (mit M4/M5):
Janas Eltern berichten in der Anamnese, dass ihre Tochter sich z.T. zurückziehe, wenn sie nicht verstanden

würde. Insbesondere die Großeltern hätten Schwierigkeiten dem Mädchen zu folgen, so dass es oft zu Missverständnissen komme. Auch Fremde bzw. weniger vertraute Personen verstünden Jana oft weniger gut. Die Eltern wünschen sich, dass ihre Tochter verständlichere Sätze und auch korrekte Fragen bilden kann. Oftmals würden andere Menschen nicht registrieren, dass Jana sie etwas gefragt habe. Im Gespräch mit der Sprachtherapeutin stellt sich heraus, dass Jana bereits ein Störungsbewusstsein entwickelt hat. Sie merkt, dass sie von anderen oft nicht gut verstanden wird und zieht sich daher zurück. Sie wünscht sich, dass andere sie besser verstehen können. Weil sie bei ihrem großen Bruder sieht, dass dieser Hausaufgaben für die Schule machen muss, wünscht sich Jana dies auch für die Therapie. Allgemein möchte Jana sich am Ende der Stunde ein Spiel aussuchen.

Anhand des Bogens M6 werden den Eltern die Fähigkeiten und Entwicklungsbereiche transparent erläutert.

Bestimmung des 1. Intervallziels
unter Berücksichtigung der Ergebnisse der Protokollbögen M1 – M5

→ Jana verwendet in der Spontansprache die Verbzweitstellung in Hauptsätzen und flektiert regelmäßige Verben kongruent zum Subjekt.

M 1.1 – Protokollbogen zur detaillierten Symptomanalyse – Syntax

Name des Kindes: Jana erstellt am: ____________

Geburtsdatum: 20.04.2012 Alter: 4;6

SYNTAX

Verwendung obligatorischer Satzglieder: *Das Kind zeigt folgende Auffälligkeit(en)*

- ◯ Auslassung von Subjekten (z. B. * ‚___ spielt Ball.')
- ⊗ Auslassung von Verben (z. B. * ‚Der Junge ___ Ball.')
- ◯ Auslassung von Objekten (z. B. * ‚Der Junge kauft ___.')
- ◯ Auslassung obligatorischer Präpositionen (z. B. * ‚Der Junge spielt Ball ___ der Wiese.')
- ◯ Auslassung obligatorischer Artikel (z. B. * ‚___ Junge kauft Äpfel.')
- ◯ Auslassung anderer Funktionswörter (z. B. Hilfsverben, Konjunktionen)

Anmerkungen: Auslassung der Modalverben und des Verbs ‚sein'

Verbstellung im Hauptsatz: *Das Kind zeigt in Hauptsätzen folgende Auffälligkeit(en)*

- ⊗ unflektierte Verben in Verbendstellung (z. B. * ‚Die Oma Kuchen backen.')
- ⊗ flektierte Verben in Verbendstellung (z. B. * ‚Die Oma Kuchen backt.')
- ◯ unflektierte Verben in Verbzweitstellung (z. B. * ‚Die Oma backen Kuchen.')
- ◯ sonstige, abweichende Verbstellung (z. B. * ‚Hier die Vögel füttert der Mann.')

Anmerkungen: Keine Trennung von Partikelverben und Modalverbkonstruktion.

Syntaktisch komplexe Sätze: *Das Kind zeigt folgende Auffälligkeit(en)*

- ◯ überwiegend Subjekt-Verb-Objekt-Sätze (z. B. ‚Ich spiele Ball.'), keine Topikalisierungen bzw. keine Fragesätze
- ◯ überwiegend Modalverbkonstruktionen mit einem unflektierten Vollverb in Verbendstellung (z. B. ‚Ich möchte Ball spielen.')
- ◯ Topikalisierungen mit Verbendstellung (z. B. ‚Ball ich spiele.')

Anmerkungen: Keine komplexen Sätze

Nebensätze: *Das Kind zeigt folgende Auffälligkeit(en)*

- ⊗ keine Nebensätze; Aneinanderreihung von Hauptsätzen (z. B. ‚Sie nimmt den Regenschirm mit. Es regnet.')
- ◯ Nebensätze mit starrer Subjekt-Verb-Konstruktion (z. B.* ‚…, wenn sie ist aufgestanden.')
- ◯ Nebensätze mit Verbzweitstellung (z. B. * ‚…, wenn ist sie aufgestanden.')
- ◯ Nebensätze ohne Nebensatzeinleiter (z. B. * ‚…, ___ sie aufgestanden ist.')
- ◯ Platzhalter statt Nebensatzeinleiter (z. B. * ‚…, he sie aufgestanden ist.')
- ◯ Falsche Nebensatzeinleiter (z. B. * ‚…, wegen sie aufgestanden ist.')

Anmerkungen: ____________

M 1.2 – Protokollbogen zur detaillierten Symptomanalyse – Morphologie

GreTa-Material
©SCHUBI

Name des Kindes: Jana   erstellt am: ________

Geburtsdatum: 20.04.2012   Alter: 4;6

MORPHOLOGIE

Subjekt-Verb-Kongruenz: *Das Kind zeigt folgende Auffälligkeit(en)*

- [x] Verben in Stammform, d. h. im Infinitiv (z. B. * ‚Das Kind spielen Ball.')
- [x] infinitivartige Formen auf -e (z. B. * ‚Das Kind spiele Ball.')
- [ ] Übergeneralisierungen einer / mehrerer Flexionsform(en) bei einem unvollständigen Flexionsinventar (z. B. * ‚Ich geht; du geht; wir geht')
- [ ] falsche Anwendung der Verbflexionen bei vollständigem Flexionsinventar (z. B. * ‚Die Kinder spielst Ball. Ich spielt mit. Max spiele auch.')
- [ ] falsche Verbflexionen bei unregelmäßigen Verben (z. B. * ‚Papa fahrt Auto.')

Anmerkungen: Form auf -e kann ggf. auch 1. Person Singular sein

Genus: *Das Kind zeigt folgende Auffälligkeit(en)*

- [ ] Verwendung von Platzhaltern (z. B. *‚de Haus')
- [x] Zuweisung des falschen Genus (z. B. *‚der Haus')

Anmerkungen: verwendet ausschließlich ‚der' im Singular

Numerus: *Das Kind zeigt folgende Auffälligkeit(en)*

- [ ] Singular statt Plural (z. B. * ‚viele Katze')
- [x] Übergeneralisierungen einer / mehrerer Flexionsform(en) bei unvollständigem Pluralinventar (z. B. * viele Löffeln, viele Pferden, viele Zebran')
- [ ] Falsche Flexionsform(en) bei vollständigem Pluralinventar (z. B. * ‚viele Räupen, viele Gabels, viele Balle')

Anmerkungen: -n wird übergeneralisiert, z.T. Doppelmarkierungen (z.B. Hühnern)

Kasus: *Das Kind zeigt folgende Auffälligkeit(en)*

- [x] Nominativ statt Akkusativ (z. B. * ‚Der Hund fängt der Ball.')
- [x] Nominativ statt Dativ (z. B. * ‚Der Junge schenkt die Blume die Oma.')
- [ ] Akkusativ statt Dativ (z. B. * ‚Der Junge gibt den Hund den Knochen.')
- [ ] Auslassung obligatorischer Artikel im Akkusativ / Dativ (z. B. * ‚Der Hund fängt _ Ball.')
- [ ] Ersetzung obligatorischer Artikel im Akkusativ / Dativ durch Platzhalter (z. B. * ‚Die Oma winkt de Mädchen')

Anmerkungen: Verwendet nur ‚der', z.T. unanalysierte Formen (‚mir')

(für nähere Informationen zu möglichen Symptomen vgl. Kapitel 1.1)

Fallbeispiel Jana | M 2.1 – Entwicklungschronologische Checkliste

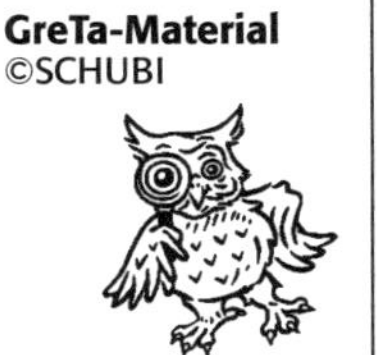

Name des Kindes: Jana erstellt am: ____________

Geburtsdatum: 20.04.2012 Alter: 4;6

	Symptom	Beispieläußerung	Übergeordnetes Therapieziel	Therapierelevant im Alter von … 3;0 - 3;11 Jahren	4;0 - 4;5 Jahren	4;6 - 4;11 Jahren	5;0 - 5;11 Jahren	6;0 Jahren oder älter
X	Subjekte oder Verben werden ausgelassen.	Spielt Ball. Das Kind Ball.	Realisierung der Subjekte bzw. Verben (→ ggf. in Kombination mit einer semantisch-lexikalischen Therapie)	ja	ja	(ja)	ja	ja
X	Verben stehen vorrangig in Endstellung im Hauptsatz.	Das Kind Ball spielen.	Zweitstellung des (finiten) Verbs in Hauptsätzen	ja	ja	(ja)	ja	ja
	Verben stehen unflektiert in Verbzweitstellung.	Das Kind spielen Ball.	Erwerb der Flexionsformen (→ vorausgesetzt, das Kind hat die Verbzweitstellungsregel sicher erworben)	ja	ja	ja	ja	ja
X	Die Subjekt-Verb-Kongruenz ist fehlerhaft.	Du spielt Ball.	Erwerb der korrekten Kongruenzregeln	ja	ja	(ja)	ja	ja
	(Obligatorische) Artikel werden ausgelassen.	Kind spielt Ball.	Erwerb der Artikeleinsetzung, Aufbau der Nominalphrase	nein	ja	ja	ja	ja
	Der Plural wird nicht markiert.	Ein Ball. Zwei Ball.	Entdecken der Unterscheidung zwischen Ein- und Mehrzahl (→ Flexion muss dabei noch nicht korrekt sein)	nein	ja	ja	ja	ja
X	Verwendung unflexibler / starrer Satzstrukturen.	Das Kind spielt. Das Kind spielt?	Flexibilisierung der Satzstrukturen durch Verwendung von Topikalisierungen, Subjekt-Verb-Inversion und Fragesätzen	nein	nein	(ja)	ja	ja

M 2.2 – Entwicklungschronologische Checkliste (Fortsetzung)

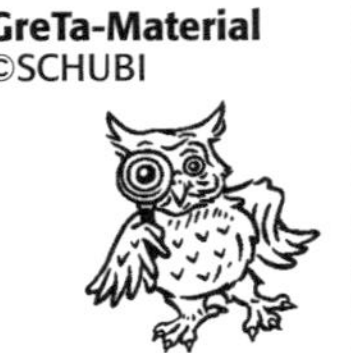

Name des Kindes: Jana erstellt am: ______

Geburtsdatum: 20.04.2012 Alter: 4;6

	Symptom	Beispieläußerung	Übergeordnetes Therapieziel	Therapierelevant im Alter von … 3;0 - 3;11 Jahren	4;0 - 4;5 Jahren	4;6 - 4;11 Jahren	5;0 - 5;11 Jahren	6;0 Jahren oder älter
	Obligatorische Objekte werden ausgelassen.	Der Junge schenkt.	Realisierung der obligatorischen Objekte im Satz	nein	nein	ja	ja	ja
X	Artikel werden durch Platzhalter ersetzt oder das falsche Genus verwendet.	De Haus. He Hund. Der Kind. Das Ball.	Erwerb der korrekten Genusmarkierung	nein	nein	(ja)	ja	ja
X	Das Pluralinventar ist unvollständig bzw. ein oder zwei Markierungen werden übergeneralisiert.	die Hunden, die Tischen, die Stiften	Entdecken der fehlenden Flexionsformen	nein	nein	(nein)	ja	ja
	Der Akkusativ wird nicht bzw. falsch markiert.	Der Hund fängt der Ball.	Erwerb der korrekten Akkusativmarkierung	nein	nein	(nein)	ja	ja
X	• Nebensätze fehlen. • Nebensätze werden mit Verbzweitstellung produziert. • Nebensätze werden mit falschen Konjunktionen gebildet.	→ Das Mädchen freut sich. Sie spielt Ball. → …, wenn sie spielt Ball. → …, wegen sie Ball spielt.	Erwerb der Nebensatzstrukturen mit finiter Verbendstellung; Erwerb der korrekten Nebensatzeinleiter	nein	nein	(nein)	ja	ja
	Der Plural wird falsch markiert, das Inventar ist jedoch vollständig.	die Mädchens, die Büssen	Zuweisung der korrekten Flexionsformen	nein	nein	nein	nein	ja
X	Der Dativ wird falsch markiert.	Der Junge gibt den Ball den Hund.	Erwerb der korrekten Dativmarkierung	nein	nein	(nein)	nein	ja

Fallbeispiel Jana | M 3.1 – Identifizierung von Funktionszielen

Name des Kindes: Jana erstellt am: ____

Geburtsdatum: 20.04.2012 Alter: 4;6

1. Welche Funktion(en) beherrscht das Kind noch nicht? *(vgl. Kap. 1.1)*

	ab 3;0 Jahre	ab 4;0 Jahre	ab 4;6 Jahre	ab 5;0 Jahre	ab 6;0 Jahre
Nominal-Phrase		○ Artikeleinsetzung ○ Unterscheidung von Ein-/ Mehrzahl	⊗ Korrekte Genus-markierung	⊗ Vollständiges Flexions-inventar der Plural-markierung ⊗ Akkusativmarkierung i. O.	⊗ Dativmarkierung i. O. ○ korrekte Pluralmarkie-rung bei vollständigem Flexionsinventar
Verbal-Phrase	⊗ Realisierung obliga-torischer Subjekte bzw. Verben ⊗ Verbzweitstellung im Hauptsatz ⊗ Subjekt-Verb-Kongruenz (regel-mäßige Verben)		○ Realisierung obligatorischer Objekte ⊗ Verwendung von komplexen Sätzen	⊗ Verwendung von Nebensätzen	

2. Kommen für die Therapie mehrere Ziele in Frage? *(vgl. Kap. 2)*

Welches Ziel ist für das Kind pragmatisch bedeutsam? Hauptsätze, komplexe Sätze

Welches Ziel macht das Kind verständlicher? Verbzweitstellung im Hauptsatz, Subjekt-Verb-Kongruenz

Welches Ziel könnte weitere sprachliche Entwicklungen auslösen? Verbzweitstellung im Hauptsatz, Subjekt-Verb-Kongruenz

Welches Ziel ist für das Kind erreichbar und wird u. U. bereits vereinzelt verwendet? Subjekt-Verb-Kongruenz

Welches Ziel ist gut vermittelbar und regelhaft? Verbzweitstellung im Hauptsatz, Subjekt-Verb-Kongruenz (regelmäßige Verben)

Identifiziertes Funktionsziel: Verbzweitstellung im Hauptsatz mit korrekter Subjekt-Verb-Kongruenz

Fallbeispiel Jana | M 3.2 – Identifizierung von Funktionszielen (Fortsetzung)

Name des Kindes: *Jana* Alter: *4;6* erstellt am: ______

3. Hat das Kind die sprachlichen Voraussetzungen, das Ziel zu erreichen? *(vgl. Kap. 2.4)*

Bestehen pragmatisch-kommunikative Einschränkungen, die das Kind am Erreichen des Ziels hindern?

- [x] nein
- [ ] ja, nämlich:
  - [ ] sehr geringe sprachliche Initiative
  - [ ] ausgeprägtes Störungsbewusstsein
  - [ ] ______

Besteht ein eingeschränkter Wortschatz, der das Kind am Erreichen des (syntaktischen) Ziels hindert?

- [x] nein
- [ ] ja, nämlich:
  - [ ] für Verben
  - [ ] für Nomen
  - [ ] für Präpositionen
  - [ ] *Leichtes Störungsbewusstein*

Bestehen phonologische Prozesse, die das Kind am Erreichen des (morphologischen) Ziels hindern?

- [x] nein
- [ ] ja, nämlich:
  - [ ] Tilgung initialter Silben
  - [ ] Tilgung finaler Konsonanten
  - [ ] ______

SMARTe(s) Funktionsziel(e) der Therapie *(vgl. Kap. 2)*

Spezifisch: Welche konkrete sprachliche Leistung soll sich verbessern? *Jana verwendet die Verbzweitstellung im Hauptsatz mit korrekter Subjekt-Verb-Kongruenz (regelm. Verben) im Präsens.*

Messbar: In welchem Ausmaß soll sich die sprachliche Leistung des Kindes verbessern? *Jana platziert in ihrer Spontansprache zu 90% die regelmäßigen Verben in finiter Form im Hauptsatz richtig.*

Erreichbar: Ist das Ziel für das Kind erreichbar? *Ja, mit Unterstützung der Eltern im Alltag und durch häusliche Übungen.*

Relevant: Ist das Ziel für das Kind wichtig, und stimmt es mit seinen und den Wünschen der Eltern überein? *Die finite Verbzweitstellung im Hauptsatz bildet Grundlage für komplexe Satzstrukturen + Fragen.*

Terminierbar: In welchem Zeitraum soll das Ziel erreicht werden? *Innerhalb der nächsten 20 Therapiestd.*

Funktionsziel(e):

Für das erste Therapieintervall von ca. 20 Therapieeinheiten:
→ Jana verwendet in der Spontansprache die Verbzweitstellung in Hauptsätzen und flektiert regelmäßige Verben kongruent zum Subjekt.

M 4.1 – Welche Ziele hat das Kind? *(für jüngere Kinder)*

Erstellt am: ______________________

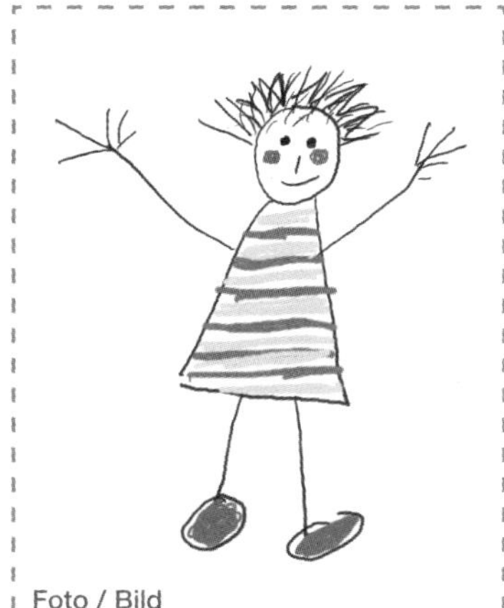

Foto / Bild

Ziele für die logopädische Therapie von:

Jana

für die nächsten 20 Stunden!

1. Andere können mich besser verstehen.

2. Ich mache zuhause mit meinen Eltern meine Logopädiehausaufgaben.

3. Ich darf mir für die letzten 5 Minuten der Stunde ein Spiel aussuchen.

M 5 – Gemeinsame Zielfindung mit den Eltern

Name des Kindes: Jana erstellt am:

Gesprächspartner(in):

An welchen Lebensbereichen soll das Kind (wieder) teilhaben können?
(z. B. Kindergarten / Schule, Kommunikation in der Familie / mit Freunden)

Jana traut sich z. B. beim Einkaufen oder im Kindergarten mit weniger vertrauten Kindern und Erwachsenen zu sprechen. Sie beteiligt sich am Morgenkreis.

(Langfristiges Ziel)

⇩

Was soll das Kind können, um (wieder) besser an bestimmten Lebensbereichen teilhaben zu können? (z. B. sich sprachlich besser ausdrücken können, Aufträge verstehen)

Jana spricht verständliche Sätze, die nicht so durcheinander sind. Sie kann ein Gespräch durch Fragen beginnen. Jana wird von ihren Großeltern verstanden, wenn sie Erlebnisse berichtet.

(Mittelfristiges Ziel)

⇩

Welche konkreten sprachlichen Fähigkeiten müssen verbessert werden, damit das Kind die Ziele erreichen kann? (z. B. Verbzweitstellung im Hauptsatz)

Jana beherrscht die Verbzweitstellung im Hauptsatz und beugt regelmäßige Verben im Präsens korrekt.

(Kurzfristiges Ziel)

Gibt es im **Umfeld des Kindes** Faktoren, welche die sprachlichen Fähigkeiten positiv oder negativ beeinflussen?	Gibt es **beim Kind** Faktoren, welche die sprachlichen Fähigkeiten positiv oder negativ beeinflussen?
Fremde Personen verstehen Jana oft weniger gut, fragen nach und setzen Jana so unter Druck.	Jana merkt, wenn sie nicht gut verstanden wird, zieht sich zurück; sie ist motiviert und freut sich Hausaufgaben machen zu dürfen.

M 6 – Informationsblatt für Eltern

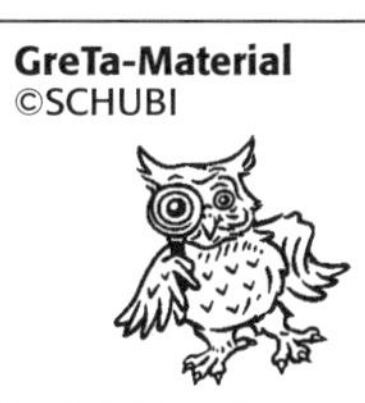

Was versteht man unter Dysgrammatismus?

Der Dysgrammatismus ist eine entwicklungsbedingte Störung des Grammatikerwerbs, d. h. des Regelsystems unserer Sprache. Er gehört zu den Sprachentwicklungsstörungen, von denen etwa 5 bis 8 von 100 Kindern betroffen sind. Auffälligkeiten können sich im Satzbau (Syntax) zeigen. Hierunter fällt, ob ein Satz vollständig ist und die einzelnen Satzteile in der richtigen Reihenfolge genannt werden. Außerdem kann die Wortbeugung (Morphologie) auffällig sein. Ein Wort zu beugen (flektieren) bedeutet, es in seiner grammatischen Form abzuwandeln. So können u. a. verschiedene Personen (‚laufen / läuft'), Fälle (‚der Mann / den Mann'), Zeiten (‚malen / gemalt') oder Anzahlen (‚Buch / Bücher') ausgedrückt werden.

Kinder mit Dysgrammatismus haben Schwierigkeiten, die grammatischen Regeln richtig zu erwerben, sie zu verstehen und anzuwenden. Dabei treten je nach Kind sowie Alter des Kindes unterschiedliche Fähigkeiten und Fehler auf, so dass kein Kind genau dem anderen gleicht.

Was kann Ihr Kind bereits (+)? / Was bereitet Ihrem Kind noch Schwierigkeiten (–)?

+/-	Satzbau (Syntax)	Beispiel des Kindes	+/-	Wortbeugung (Morphologie)	Beispiel des Kindes
–	Bildung vollständiger Sätze	*Das kaputt.*	–	Beugung der Verben	*Der Katze mit der Roller fahren.*
–	Reihenfolge der Wörter im Satz	*Das alles hier liegen.*	(+)	Mehrzahlbildung	*Unterscheidung Ein-/Mehrzahl*
–	Bildung von Fragesätzen und flexiblen Sätzen	*Du die Kekse kaufen?*	–	Grammatisches Geschlecht von Wörtern (der, die, das)	*der Kasse*
–	Bildung von Nebensätzen	*Noch nicht relevant*	–	Grammatische Fälle (Akkusativ: Wen? Dativ: Wem?)	*Noch nicht relevant*

(von der Sprachtherapeutin oder gemeinsam mit den Eltern auszufüllen)

Neben der Grammatik können dem Kind auch andere sprachliche Bereiche wie der Wortschatz oder die Aussprache Schwierigkeiten bereiten.

Was sind mögliche Ursachen?

Für den Großteil der Kinder kann keine konkrete Ursache gefunden werden. Es wird angenommen, dass Kinder mit Dysgrammatismus grammatische Informationen im Sprachangebot weniger gut wahrnehmen und verarbeiten können. Vermutlich gibt es eine angeborene Komponente. Auch Grunderkrankungen wie z. B. Hörstörungen können ursächlich sein.

F2 GreTa – Fallbeispiel Neo

Hintergrundinformationen (Anamnese)

Die Eltern melden den 5;8-jährigen Neo zur Diagnostik an, weil er oft Schwierigkeiten habe, sich richtig auszudrücken. Neo sei ein sehr offenes und kommunikatives Kind. Laut Eltern spreche er gerne und viel, sowohl mit Kindern als auch mit Erwachsenen. Auch wenn er gelegentlich nicht sofort verstanden werde, bleibe er freundlich und wiederhole seine Aussagen. Neo arbeite im Kindergarten sehr motiviert am Vorschulprogramm mit.

Neos Mutter arbeitet als Lehrerin am Gymnasium und hat Sorge, dass ihr Sohn Probleme bei der Einschulung in die erste Klasse haben wird. Sie vermute, dass Neo aufgrund seiner aktuellen sprachlichen Fähigkeiten nicht mit sechs Jahren eingeschult werden könne.

Ergebnisse der Untersuchung

Mit Neo wurde der Sprachstandserhebungstest für Kinder im Alter zwischen 5 und 10 Jahren (SET 5-10; Petermann, 2010) durchgeführt. Zur Ergänzung der Ergebnisse wurden mit dem Jungen verschiedene Aktionsbildkarten betrachtet, um gelenkt Spontansprache zu elizitieren. Folgende Beispieläußerungen tätigte der Junge:

(1) Der geht dahin und der Schiff fährt und der Schiff geht so weg.
(2) Der weint. Der Schiff ist kaputt.
*[**Zielsatz:** Der Junge weint, weil das Schiff kaputtgegangen ist.]*
(3) Der macht und der hilft mit.
(4) Ein Mädchen ist krank und ein Arzt kommt.
(5) Ich seh hier ein Herz mit Junge.
*[**Zielsatz:** Der Junge hat eine Seifenblase in Herzform geblasen.]*
(6) Da ist ein Frau und sie hat Geburtstag und sie hat ein Geschenk.
*[**Zielsatz:** Die Frau gibt dem Mädchen ein Geschenk, weil das Mädchen Geburtstag hat.]*
(7) Ich hab Bauklotze. Dann ich etwas ganz Cooles. Ich kann sogar ein Park machen.
(8) Die will sein Dinosaurier in Kinderwagen so fahren.
*[**Zielsatz:** Das Mädchen fährt ihren Dinosaurier im Kinderwagen spazieren.]*
(9) Da ist ein Frau. Sie spielt Gitarre und die Kinder schauen einfach zu.
(10) Ein Vogel kommt da. Manchmal kommt ein Vögel in mein Kindergarten.
*[**Zielsatz:** Während die Frau Gitarre spielt, kommt ein Vogel durch das Fenster hineingeflogen.]*
(11) Sie haben Schulranzen. Sie gehen nach Hause. Alleine. Der hat nicht gut aufgepasst.
*[**Zielsatz:** Die Kinder gehen nach Hause. Der Schulranzen von dem Jungen ist so schwer, dass er umkippt.]*

<u>Quantitative Auswertung:</u>

Im SET 5-10 erzielte Neo folgende T-Werte in den Untertests:

- Bildbenennung, Rohwert: 15, T-Wert: 36
- Kategorienbildung, Rohwert: 6, T-Wert: 33
- Bildergeschichte, Rohwert: 5, T-Wert: 40
- Satzbildung, Rohwert: 1, T-Wert: 47
- Singular-Pluralbildung, Rohwert: 2, T-Wert: 35
- Erkennen inkorrekter Sätze, Rohwert: 6, T-Wert: 42

Qualitative Auswertung:

Die Spontansprachanalyse spiegelt die Symptome wieder, die auch bei der qualitativen Auswertung verschiedener Untertests vom SET 5-10 festgestellt wurden.

Neo zeigt eine wenig flexible Satzstruktur, die von Subjekt-Verb-Objekt-Strukturen, Modalverbkonstruktionen und Aneinanderreihungen von Hauptsätzen durch ‚und' gekennzeichnet ist (Bsp. 1, 4, 7). Nebensätze bildet er nicht. Der Junge lässt obligatorische Satzglieder weg (Bsp. 3, 7) und seine Äußerungen sind durch einen pronominalen Stil gekennzeichnet (Bsp. 1, 3). Ursächlich kann Neos bestehendes Wortschatzdefizit sein. Morphologisch sind falsche Genusmarkierungen (Bsp. 1, 6) sowie inkorrekte Kasusmarkierungen zu beobachten (Bsp. 8, 10). In Dativkontexten lässt Neo z.T. den Artikel aus, obwohl er die Artikeleinsetzung prinzipiell beherrscht (Bsp. 5). Auch das System der Pluralmarkierungen beherrscht Neo nicht (Bsp. 7). Die Überprüfung mit dem SET 5–10 ergab, dass der Junge tendenziell falsche Pluralmarkierungen verwendet. Zur genauen Betrachtung der Auffälligkeiten wurde der Protokollbogen zur Symptomanalyse M1 zu Hilfe genommen.

Zielfindung und -hierarchisierung für Neo:
Da die Testung mit dem SET 5-10 und die Spontansprachanalyse bereits eindeutige Hinweise auf eine vorliegende semantisch-lexikalische Problematik liefern, wurde die Checkliste M2 für Neo nicht ausgefüllt.

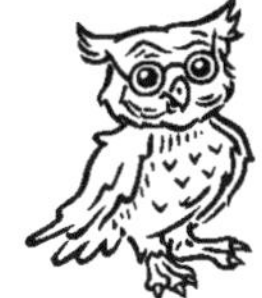

Mit Hilfe des Zielfindungsbogens M3 wurde dokumentiert, in welchen grammatischen Bereichen Neo Auffälligkeiten hat. Dazu gehören:

- die Auslassung von Verben
- die Verwendung unflexibler Satzmuster
- die falsche Genusmarkierung
- die falsche Akkusativ- und Dativmarkierung
- die Auslassung von obligatorischen Artikeln in Dativkontexten
- fehlende Nebensätze
- falsche Pluralmarkierungen

Als erster Behandlungsschwerpunkt ergibt sich die Realisierung der obligatorischen Verben. Da diese Defizite auf die bestehenden semantisch-lexikalischen Auffälligkeiten zurückzuführen sein könnten, ist eine **Untersuchung des Wortschatzes** und ggf. der sem-lex. Therapie ratsam. Dabei kann die Arbeit an Verben bereits an der Schnittstelle zur Syntax / Morphologie stattfinden. Nach Abschluss der Behandlung des Wortschatzes sollte eine erneute Diagnostik der syntaktisch-morphologischen Fähigkeiten erfolgen, um die Grammatiktherapie auf Basis der zu dem Zeitpunkt bestehenden Fähigkeiten zu planen. Die Protokollbögen zur gemeinsamen Zielfindung mit Neo und seinen Eltern (M4 und M5) können flexibel für verschiedene Therapieschwerpunkte eingesetzt werden und wurden daher für die semantisch-lexikalische Therapie mit entsprechenden Zielen ausgefüllt. Das Informationsblatt für die Eltern M6 wurde zum aktuellen Zeitpunkt für Neo noch nicht ausgefüllt.

Bestimmung des 1. Intervallziels
unter Berücksichtigung der Ergebnisse der Protokollbögen M1/M3–M5

→ Neos rezeptiver und expressiver Wortschatz in den Wortarten Verben, Nomen und Adjektiven hat sich erweitert. Neo wendet die neu erlernten Wörter in der Spontansprache an.

M 1.1 – Protokollbogen zur detaillierten Symptomanalyse – Syntax

Name des Kindes: Neo erstellt am: ____________

Geburtsdatum: 12.07.2011 Alter: 5;8

SYNTAX

Verwendung obligatorischer Satzglieder: *Das Kind zeigt folgende Auffälligkeit(en)*

- ◯ Auslassung von Subjekten (z. B. * ‚___ spielt Ball.')
- ⊗ Auslassung von Verben (z. B. * ‚Der Junge ___ Ball.')
- ◯ Auslassung von Objekten (z. B. * ‚Der Junge kauft ___.')
- ◯ Auslassung obligatorischer Präpositionen (z. B. * ‚Der Junge spielt Ball ___ der Wiese.')
- ◯ Auslassung obligatorischer Artikel (z. B. * ‚___ Junge kauft Äpfel.')
- ◯ Auslassung anderer Funktionswörter (z. B. Hilfsverben, Konjunktionen)

Anmerkungen: Auslassung von Artikeln nur bei Dativobjekten: kein syntaktisches Problem

Verbstellung im Hauptsatz: *Das Kind zeigt in Hauptsätzen folgende Auffälligkeit(en)*

- ◯ unflektierte Verben in Verbendstellung (z. B. * ‚Die Oma Kuchen backen.')
- ◯ flektierte Verben in Verbendstellung (z. B. * ‚Die Oma Kuchen backt.')
- ◯ unflektierte Verben in Verbzweitstellung (z. B. * ‚Die Oma backen Kuchen.')
- ◯ sonstige, abweichende Verbstellung (z. B. * ‚Hier die Vögel füttert der Mann.')

Anmerkungen: ____________

Syntaktisch komplexe Sätze: *Das Kind zeigt folgende Auffälligkeit(en)*

- ⊗ überwiegend Subjekt-Verb-Objekt-Sätze (z. B. ‚Ich spiele Ball.'), keine Topikalisierungen bzw. keine Fragesätze
- ◯ überwiegend Modalverbkonstruktionen mit einem unflektierten Vollverb in Verbendstellung (z. B. ‚Ich möchte Ball spielen.')
- ◯ Topikalisierungen mit Verbendstellung (z. B. ‚Ball ich spiele.')

Anmerkungen: häufig pronominaler Stil

Nebensätze: *Das Kind zeigt folgende Auffälligkeit(en)*

- ⊗ keine Nebensätze; Aneinanderreihung von Hauptsätzen (z. B. ‚Sie nimmt den Regenschirm mit. Es regnet.')
- ◯ Nebensätze mit starrer Subjekt-Verb-Konstruktion (z. B.* ‚…, wenn sie ist aufgestanden.')
- ◯ Nebensätze mit Verbzweitstellung (z. B. * ‚…, wenn ist sie aufgestanden.')
- ◯ Nebensätze ohne Nebensatzeinleiter (z. B. * ‚…, ___ sie aufgestanden ist.')
- ◯ Platzhalter statt Nebensatzeinleiter (z. B. * ‚…, he sie aufgestanden ist.')
- ◯ Falsche Nebensatzeinleiter (z. B. * ‚…, wegen sie aufgestanden ist.')

Anmerkungen: Hauptsätze werden durch ‚und' aneinandergereiht

M 1.2 – Protokollbogen zur detaillierten Symptomanalyse – Morphologie

GreTa-Material
©SCHUBI

Name des Kindes: Neo erstellt am: ____________

Geburtsdatum: 12.07.2011 Alter: 5;8

MORPHOLOGIE

Subjekt-Verb-Kongruenz: *Das Kind zeigt folgende Auffälligkeit(en)*

- ◯ Verben in Stammform, d. h. im Infinitiv (z. B. * ‚Das Kind spielen Ball.')
- ◯ infinitivartige Formen auf -e (z. B. * ‚Das Kind spiele Ball.')
- ◯ Übergeneralisierungen einer / mehrerer Flexionsform(en) bei einem unvollständigen Flexionsinventar (z. B. * ‚Ich geht; du geht; wir geht')
- ◯ falsche Anwendung der Verbflexionen bei vollständigem Flexionsinventar (z. B. * ‚Die Kinder spielst Ball. Ich spielt mit. Max spiele auch.')
- ◯ falsche Verbflexionen bei unregelmäßigen Verben (z. B. * ‚Papa fahrt Auto.')

Anmerkungen: ____________

Genus: *Das Kind zeigt folgende Auffälligkeit(en)*

- ◯ Verwendung von Platzhaltern (z. B. *‚de Haus')
- ⊗ Zuweisung des falschen Genus (z. B. *, der Haus')

Anmerkungen: ____________

Numerus: *Das Kind zeigt folgende Auffälligkeit(en)*

- ◯ Singular statt Plural (z. B. * ‚viele Katze')
- ◯ Übergeneralisierungen einer / mehrerer Flexionsform(en) bei unvollständigem Pluralinventar (z. B. * viele Löffeln, viele Pferden, viele Zebran')
- ⊗ Falsche Flexionsform(en) bei vollständigem Pluralinventar (z. B. * ‚viele Räupen, viele Gabels, viele Balle')

Anmerkungen: ____________

Kasus: *Das Kind zeigt folgende Auffälligkeit(en)*

- ⊗ Nominativ statt Akkusativ (z. B. * ‚Der Hund fängt der Ball.')
- ⊗ Nominativ statt Dativ (z. B. * ‚Der Junge schenkt die Blume die Oma.')
- ◯ Akkusativ statt Dativ (z. B. * ‚Der Junge gibt den Hund den Knochen.')
- ⊗ Auslassung obligatorischer Artikel im Akkusativ / Dativ (z. B. *, Der Hund fängt _ Ball.')
- ◯ Ersetzung obligatorischer Artikel im Akkusativ / Dativ durch Platzhalter (z. B. * ‚Die Oma winkt de Mädchen')

Anmerkungen: Auslassung von Artikeln in Dativkontexten

(für nähere Informationen zu möglichen Symptomen vgl. Kapitel 1.1)

Fallbeispiel Neo | M 3.1 – Identifizierung von Funktionszielen

Name des Kindes: Neo erstellt am: ______

Geburtsdatum: 12.07.2011 Alter: 5;8

1. Welche Funktion(en) beherrscht das Kind noch nicht? *(vgl. Kap 1.1)*

	ab 3;0 Jahre	ab 4;0 Jahre	ab 4;6 Jahre	ab 5;0 Jahre	ab 6;0 Jahre
Nominal-Phrase		○ Artikeleinsetzung ○ Unterscheidung von Ein-/ Mehrzahl	⊗ Korrekte Genusmarkierung	○ Vollständiges Flexionsinventar der Pluralmarkierung ⊗ Akkusativmarkierung i. O.	⊗ Dativmarkierung i. O. ⊗ korrekte Pluralmarkierung bei vollständigem Flexionsinventar
Verbal-Phrase	⊗ Realisierung obligatorischer Subjekte bzw. Verben ○ Verbzweitstellung im Hauptsatz ○ Subjekt-Verb-Kongruenz (regelmäßige Verben)		○ Realisierung obligatorischer Objekte ⊗ Verwendung von komplexen Sätzen	⊗ Verwendung von Nebensätzen	

2. Kommen für die Therapie mehrere Ziele in Fragen? *(vgl. Kap. 2)*

Welches Ziel ist für das Kind pragmatisch bedeutsam? ______

Welches Ziel macht das Kind verständlicher? ______

Welches Ziel könnte weitere sprachliche Entwicklungen auslösen? ______

Welches Ziel ist für das Kind erreichbar und wird u. U. bereits vereinzelt verwendet? ______

Welches Ziel ist gut vermittelbar und regelhaft? ______

Identifiziertes Funktionsziel: Realisierung obligatorischer Satzglieder in Verbindung mit einer Wortschatztherapie

Fallbeispiel Neo | M 3.2 – Identifizierung von Funktionszielen (Fortsetzung)

Name des Kindes: Neo Alter: 5;8 erstellt am: ______

3. Hat das Kind die sprachlichen Voraussetzungen, das Ziel zu erreichen? *(vgl. Kap. 2.4)*

Bestehen pragmatisch-kommunikative Einschränkungen, die das Kind am Erreichen des Ziels hindern?

- [x] nein
- [ ] ja, nämlich:
  - [ ] sehr geringe sprachliche Initiative
  - [ ] ausgeprägtes Störungsbewusstsein
  - [ ] ______

Besteht ein eingeschränkter Wortschatz, der das Kind am Erreichen des (syntaktischen) Ziels hindert?

- [ ] nein
- [x] ja, nämlich:
  - [x] für Verben
  - [x] für Nomen
  - [x] für Präpositionen
  - [ ] ______

Bestehen phonologische Prozesse, die das Kind am Erreichen des (morphologischen) Ziels hindern?

- [x] nein
- [ ] ja, nämlich:
  - [ ] Tilgung initialer Silben
  - [ ] Tilgung finaler Konsonanten
  - [ ] ______

SMARTe(s) Funktionsziel(e) der Therapie *(vgl. Kap. 2)*

Spezifisch: Welche konkrete sprachliche Leistung soll sich verbessern? Neo hat im sem. Feld ‚Kleidung' jeweils zehn neue Nomen / Verben / Adjektive gelernt.

Messbar: In welchem Ausmaß soll sich die sprachliche Leistung des Kindes verbessern? Neo verwendet die neu gelernten Wörter zu 90 % korrekt in seiner Spontansprache.

Erreichbar: Ist das Ziel für das Kind erreichbar? Neo ist sehr interessiert am Lernen und wird gut durch seine Eltern unterstützt.

Relevant: Ist das Ziel für das Kind wichtig, und stimmt es mit seinen und den Wünschen der Eltern überein? Ja, Neo und seine Eltern bemerken die Wortschatzdefizite und möchten diese aufarbeiten.

Terminierbar: In welchem Zeitraum soll das Ziel erreicht werden? Innerhalb der nächsten 20 Therapiestd.

Funktionsziel(e):

Für das erste Therapieintervall von ca. 20 Stunden: Neos rezeptiver und expressiver Wortschatz in den Wortarten Verben, Nomen und Adjektiven hat sich erweitert.

Neo wendet die neu erlernten Wörter in der Spontansprache an.

(Auslassungen obligatorischer Satzglieder und pronominaler Stil weisen auf Wortschatzdefizite hin, Aufbau des Wortschatzes vor der Arbeit an der Grammatik).

M 4.2 – Welche Ziele hat das Kind? *(für ältere Kinder)* **

Erstellt am: ____________________

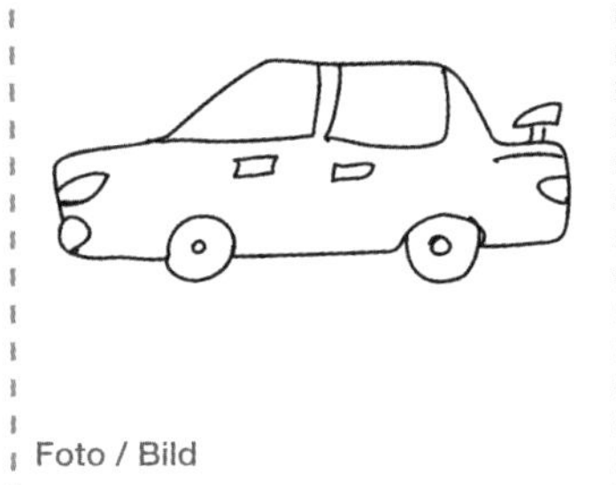

Foto / Bild

Ziele für die logopädische Therapie von:

Neo

für die nächsten 20 Stunden!

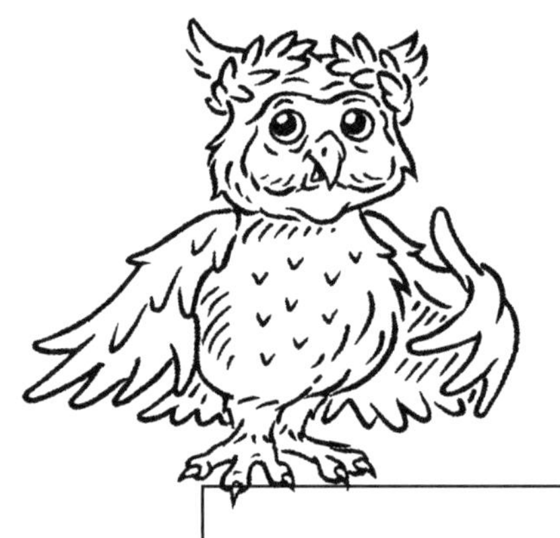

Ich werde nächstes Jahr in die 1. Klasse eingeschult.

Ich kenne mehr Wörter, damit andere Kinder mich besser verstehen.

Ich bringe zu jeder Stunde meine Hausaufgabenmappe mit.

*** Die beschriebenen Ziele wurden für die Therapie des Wortschatzes formuliert, für welche dieser Protokollbogen flexibel einsetzbar ist.*

M 5 – Gemeinsame Zielfindung mit den Eltern

Name des Kindes: Neo erstellt am: ______

Gesprächspartner(in): ______

An welchen Lebensbereichen soll das Kind (wieder) teilhaben können?
(z. B. Kindergarten / Schule, Kommunikation in der Familie / mit Freunden)

Neo wird im nächsten Jahr in die erste Klasse eingeschult.

(Langfristiges Ziel)

⇩

Was soll das Kind können, um (wieder) besser an bestimmten Lebensbereichen teilhaben zu können? (z. B. sich sprachlich besser ausdrücken können, Aufträge verstehen)

Neo kennt mehr Wörter und wendet diese im Satz richtig an.

(Mittelfristiges Ziel)

⇩

Welche konkreten sprachlichen Fähigkeiten müssen verbessert werden, damit das Kind die Ziele erreichen kann? (z. B. Verbzweitstellung im Hauptsatz)

Durch den Aufbau des expressiven Wortschatzes ist Neo in der Lage, obligatorische Satzglieder wie Verben korrekt zu verwenden.

(Kurzfristiges Ziel)

Gibt es im **Umfeld des Kindes** Faktoren, welche die sprachlichen Fähigkeiten positiv oder negativ beeinflussen?	Gibt es **beim Kind** Faktoren, welche die sprachlichen Fähigkeiten positiv oder negativ beeinflussen?
Neos Mutter arbeitet als Lehrerin und ist sehr motiviert mit ihrem Sohn zu üben.	Neo ist sehr interessiert am Kontakt und der Kommunikation mit anderen Kindern und Erwachsenen.

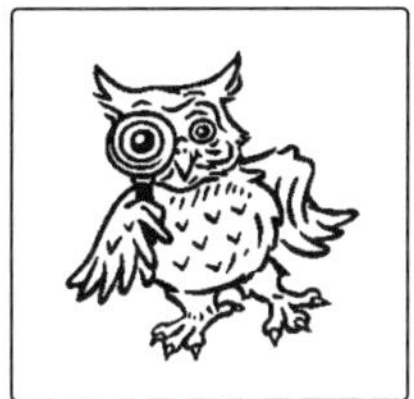

ANHANG III: Glossar

Adverbial
Mit Hilfe von Adverbialen (adverbialen Bestimmungen) werden Verben hinsichtlich der Zeit, des Ortes oder der Art und Weise näher bestimmt.
→ Mama sitzt dort. Jetzt steht sie auf.

Affix
Affixe sind gebundene Morpheme, die entweder vor dem Wortstamm stehen, dann spricht man von Präfixen.
→ zerreißen, beladen, verlaufen
oder hinter dem Wortstamm, dann spricht man von Suffixen
→ glücklich, Gesundheit, Hunde)

Akkusativ
Der Akkusativ ist ein Fall des → Kasus, der i. d. R. das direkte Objekt im Satz markiert.
Die Akkusativ-Frage ist ‚Wen oder was?'.
→ Ich werfe den Ball. (Was werfe ich? Den Ball.)
→ Den Hund begrüßt das Mädchen. (Wen begrüßt das Mädchen? Den Hund.)

Artikel
Es handelt sich um eine Wortart, die ein Bezugssubstantiv begleitet und sich an dieses hinsichtlich des Genus, Kasus und Numerus anpasst.
→ dem Mann, das Huhn, seine Kinder

Auxiliar
Auxiliare, auch Hilfsverben genannt, sind eine Unterklasse von Verben (i. d. R. haben, sein, werden), die zusammen mit einem infiniten Vollverb (z. B. essen, winken, sitzen) eine Zeitform beschreiben.
→ Sie hat geschlafen. Er ist gelaufen. Der Mann wird gehen.

Dativ
Der Dativ ist der Fall des → Kasus, der i. d. R. das indirekte Objekt im Satz markiert.
Die Dativ-Frage ist ‚Wem oder was?'.
→ Dem Mädchen gibt er das Geschenk. (Wem gibt er das Geschenk? Dem Mädchen.)

Femininum
Femininum (Pl. Feminina) ist eine Ausprägung des → Genus und bezeichnet das weibliche grammatische Geschlecht. An ein feminines Bezugssubstantiv passen sich andere deklinierbare Wortarten wie Artikel oder Adjektive entsprechend an.
→ die Blume, eine Katze, eine gute Freundin

Finite Verben
Dabei handelt es sich um die Wortform des Verbs, an der die Person und das Tempus zu erkennen sind (flektiertes / gebeugtes Verb).
→ Sie kocht.
→ Er schlief.

flektieren

Flektieren (Flexion) bedeutet auch beugen und bezieht sich auf die Markierung grammatischer Kategorien (wie z. B. Plural, Kasus, Tempus) durch unterschiedliche Formen des Wortes.

→ den Häusern = Dativ, Plural

→ hat gebracht = Partizip Perfekt

Flexionsformen

Mit diesem Begriff ist in diesem Praxisbuch die Markierung der Person am Verb gemeint.

→ ich mal<u>e</u>, du mal<u>st</u>, er/sie/es mal<u>t</u>, wir mal<u>en</u>, ihr mal<u>t</u>, sie mal<u>en</u>.

Funktionswörter

Wörter, die Inhaltswörter (Nomen, Verben, Adjektive) miteinander verbinden. Es handelt sich sozusagen um die kleinen Wörter eines Satzes, wie Artikel, Hilfsverben, Präpositionen, Pronomen, Konjunktionen.

→ der / die / das, haben / sein / werden, auf / unter / vor, mein / ihre / seine, weil / damit / um

Genera

Genera ist die Mehrzahl von → Genus.

Generika

Generika sind zählbare Gattungsbegriffe, bei denen der Artikel obligatorisch ist.

→ der <u>Hund</u>, die <u>Blume</u>,

Genitiv

Der Genitiv ist der Fall des → Kasus, der i. d. R. einen Besitz anzeigt.
Die Genitiv-Frage lautet ‚Wessen?'.

→ <u>Tims</u> Vater hat die nächsten Tage frei. Er hat <u>seinen</u> Resturlaub genommen.
(Wessen Vater hat frei? Tims. Wessen Resturlaub hat er genommen? Seinen.)

Genus

Das Genus beschreibt das grammatische Geschlecht von Substantiven. Man unterscheidet die Ausprägungen → Femininum, → Maskulinum und → Neutrum. Der Artikel kennzeichnet das grammatische Geschlecht unmittelbar vor dem Substantiv (<u>der</u> / <u>die</u> / <u>das</u> / <u>ein</u> / <u>eine</u> etc.). Weiterhin ist das Genus an Adjektiven (ein <u>kleines</u> Auto, das <u>schöne</u> Mädchen, ein <u>großer</u> LKW) und Pronomen (<u>ihre</u> / <u>sein</u> / <u>dieser</u> / <u>diese</u> etc.) erkennbar.

Hilfsverben

siehe → Auxiliar

Infinitiv

Als Infinitiv wird die Grundform des Verbs bezeichnet, welche sich aus dem Verbstamm und der Endung -en zusammensetzt.

→ trinken, leuchten, geben, lieben

Kasus

Der Kasus kennzeichnet die Funktion von substantivischen Satzgliedern. Er umfasst die vier Fälle der deutschen Sprache: → Nominativ,→ Genitiv, → Akkusativ, → Dativ. Jedes Substantiv innerhalb eines Satzes wird einem dieser Fälle zugeordnet. Mithilfe von Fragewörtern (Wer? Wen? Wem? Wessen?) können die einzelnen Fälle erfragt werden.

→ Die Frau (Nominativ) fährt mit ihrer Tochter (Dativ) in die Ferienwohnung (Akkusativ) des Onkels (Genitiv).

Kongruenz

Kongruenz beschreibt die Übereinstimmung einzelner Satzglieder hinsichtlich bestimmter grammatischer Merkmale wie der Person (er malt), des Numerus (die vielen Blumen), des Kasus (des Hundes) und des Genus (die laute Musik).

Konjunktion

Konjunktionen (oder Bindewörter) stellen syntaktische Verbindungen zwischen Wörtern, Sätzen und Satzteilen her.

→ Nebenordnende Konjunktionen verbinden zwei Hauptsätze miteinander z. B. durch die Konjunktionen und, aber, sondern (Bsp. Er nahm seine Tasche und ging nach Hause).

→ Unterordnende Konjunktionen (oder auch nebensatzeinleitende Konjunktionen) verbinden einen Haupt- mit einem Nebensatz, z. B. durch die Konjunktionen weil, denn, falls, ob (Bsp. Die Mutter fragte, ob er zum Essen bleibt).

Kontroll-Zusammenhang

Kontroll-Zusammenhang meint, dass das Subjekt das Verb kontrolliert, indem es vorgibt, in welcher Form die Person am Verb markiert wird.

Maskulinum

Maskulinum (Pl. Maskulina) ist eine Ausprägung des Genus und bezeichnet das männliche grammatische Geschlecht. An ein maskulines Bezugssubstantiv passen sich andere deklinierbare Wortarten wie Artikel oder Adjektive entsprechend an.

→ der Elefant, ein Kochtopf, ein fleißiger Bauarbeiter

Modalverb

Als Modalverben wird eine Untergruppe von Verben bezeichnet, zu der z. B. wollen, können, müssen, dürfen, sollen gehören. Modalverben in Kombination mit Vollverben im Infinitiv drücken die subjektive Einschätzung des Sprechers zu einem Sachverhalt aus.

→ Ich muss am Wochenende arbeiten. Ich darf mir nicht frei nehmen.

Morphologie

Die Morphologie bezieht sich auf die Wortbildung bzw. Flexion. Ein Wort zu flektieren (beugen) bedeutet, es in seiner grammatischen Form abzuwandeln, um z. B. verschiedene Personen (laufen / läuft), Fälle (der Mann / den Mann), Zeiten (malen / gemalt) oder Anzahlen (Buch / Bücher) auszudrücken. Diese Veränderungen treten in Form von Morphemen, den kleinsten bedeutungstragenden Elementen der Sprache, auf.

Nebensatzeinleiter

siehe → Konjunktion

Neutrum

Neutrum (Pl. Neutra) ist eine Ausprägung des Genus und bezeichnet das sächliche grammatische Geschlecht. An ein Bezugssubstantiv im Neutrum passen sich andere deklinierbare Wortarten wie Artikel oder Adjektive

entsprechend an.
→ das Haus, ein Kind, ein schnelles Pferd

Nominalphrase
Den Kern der Nominalphrase bildet das Nomen (‚Haus'), dem weitere Ergänzungen zugeordnet werden können wie Artikel oder Adjektive. Die Nominalphrase stellt eine in sich abgeschlossene syntaktische Einheit dar.
→ Das große Haus gehört dem Mann.
→ Das schöne reetgedeckte große Haus gehört dem Mann.

Nominativ
Der Nominativ ist der Fall des Kasus, der i. d. R. ein Subjekt kennzeichnet.
Die Nominativ-Frage lautet ‚Wer oder was?'.
→ Das Kind läuft sehr schnell. (Wer läuft sehr schnell? Das Kind.)

Nullmorphem
Hierbei handelt es sich um einen Typ der Pluralmarkierung, bei dem sich Singular und Plural morphologisch nicht voneinander unterscheiden.
→ der Ritter – die Ritter

Numerus
Mit dem Numerus werden Mengenverhältnisse zum Ausdruck gebracht. Es wird zwischen Singular (= Einzahl: das Auto) und Plural (= Mehrzahl: die Autos) unterschieden. Im Deutschen ist der Numerus an Artikeln, Adjektiven, Nomen, Verben und Pronomen erkennbar.
→ das Haus (Sgl.), die Häuser (Pl.)
→ das kleine Kind (Sgl.), die kleinen Kinder (Pl.)

Objekt
Ein Objekt ist ein Satzglied, welches in Verbindung mit einem Subjekt und einem Verb steht. Das Verb bestimmt dabei, ob es sich um ein direktes (Akkusativobjekt) oder ein indirektes (Dativobjekt) Objekt handelt.
→ Der Lehrer begrüßt die Schüler. (Akkusativ)
→ Der Junge winkt der Frau. (Dativ)

Obligatorische Objekte
Bestimmte Verben erfordern obligatorisch ein Objekt, da ein Satz aus syntaktischer Sicht sonst unvollständig wäre. So erfordert z. B. das Verb ‚kaufen' zwingend ein Objekt: ‚Der Junge kauft die Blumen'.

Partizip Perfekt
Das Partizip Perfekt ist eine Vergangenheitsform. Sie setzt sich zusammen aus einem flektierten Hilfsverb (z. B. haben oder sein) und einer infiniten Verbform (z. B. geflogen). Die regelmäßige Form des Partizip Perfekt besteht aus dem Hilfsverb ‚haben', dem → Präfix ‚ge-' und dem → Suffix ‚-t' oder ‚-et'.
→ Er hat ein Bild gemalt. (regelmäßig)
→ Ich bin mit dem Flugzeug geflogen. (unregelmäßig)

Plural
siehe → Numerus

Präfix
siehe → Affix

Präposition
Hierbei handelt es sich um eine nicht flektierbare Wortart, die das Verhältnis zwischen Personen oder Dingen bestimmt.
→ Ort: auf, unter, in, neben, …
→ Ursache: infolge, wegen, ...
→ Zeit: während, …

Präpositionalphrase
Bei einer Präpositionalphrase handelt es sich um eine Wortgruppe, deren Kern eine Präposition ist.
→ Die Katze liegt auf dem Sofa.
→ Hinter der Tür steht der Koffer.

Pronomen / Personalpronomen
Pronomen sind Ersatzwörter für Substantive bzw. Substantivgruppen.
→ die Frau – sie
→ den kleinen Kindern – diesen

Pronominaler Stil
Es wird dann von einem pronominalen Stil gesprochen, wenn Substantive bzw. Substantivgruppen häufig durch Pronomen ersetzt werden. Dies beeinflusst den Informationsgehalt der Sätze u. U. negativ.
→ Der isst seines auf.

Schwa-Silbe
Das Schwa /ə/ bezeichnet einen Laut, der auch mittlerer Zentralvokal genannt wird. Im Deutschen erscheint das Schwa nur in unbetonten Silben (Schwa-Silben) wie Biene, Blume, Ziege, Belohnung.

Singular
siehe → Numerus

Subjekt
Ein Subjekt ist ein Satzteil, der ein Substantiv oder Pronomen im Nominativ enthält. Im Satz beschreibt es i. d. R. den ausführenden Akteur einer Handlung.
→ Er spielt mit dem Ball.
→ Die Eltern schimpfen mit dem Kind.

Subjekt-Verb-Inversion
Bei Sätzen mit einer Subjekt-Verb-Inversion wird das Verb dem Subjekt vorangestellt. Diese Sätze weichen von der klassischen Subjekt-Verb-Objekt-Struktur ab.
→ Gehst du nach Hause?

Subjekt-Verb-Kongruenz

Mit dem Begriff Subjekt-Verb-Kongruenz wird die Verbflexion bezeichnet, d. h. die Anpassung des Verbs an die vorgegebene Person.

→ ich male

→ wir spielen

→ sie ruft

Suffix

siehe →Affix

Syntax

Als Satzlehre gibt die Syntax ein Regelsystem zur Bildung von Sätzen vor. Die Syntax bestimmt die Notwendigkeit, die Reihenfolge und die möglichen Kombinationen von Wörtern in einem Satz.

Tempus

Das Tempus markiert die Zeit eines Sachverhaltes. Das Tempus umfasst Präsens (z. B. ich schreibe), Präteritum (z. B. ich schrieb), → Partizip Perfekt (z. B. ich habe geschrieben), Plusquamperfekt (z. B. ich hatte geschrieben), Futur I (z. B. ich werde schreiben), Futur II (z. B. ich werde geschrieben haben).

Topikalisierung

Als Topikalisierung wird die Voranstellung des Satzglieds bzw. die Stellung eines Satzglieds vor dem finiten Verb bezeichnet. Man unterscheidet u. a.:

Topikalisierung eines Objekts

→ Fußball spiele ich.

Topikalisierung einer adverbialen Bestimmung der Zeit

→ Heute spiele ich Fußball.

Topikalisierung eines Fragewortes

→ Wo spielst du Fußball?

Topikalisierung einer adverbialen Bestimmung des Ortes

→ Auf dem Fußballplatz spiele ich.

Unika

Unika sind Substantive, bei denen nur der bestimmte Artikel bzw. Possessivpronomen verwendet werden. Die Verwendung des Artikels ist bei diesen Nomina aus syntaktischen Gründen obligatorisch. Zu den Unika gehören Körperteile und Gestirne.

→ die Sonne

→ das / mein Bein

Verb

Verben sind Tätigkeitswörter, die an das Subjekt angepasst (flektiert) werden.

→ laufen, singen, lachen, schlafen

Verbalphrase

Den Kern der Verbalphrase bildet das Verb (z. B. ‚kaufen'), dem weitere, vom Verb geforderte Ergänzungen zugeordnet werden könne. Die Verbalphrase stellt eine in sich abgeschlossene syntaktische Einheit dar.

→ Ich schlafe.

→ Ich kaufe einen Fußball.

→ Ich schenke dem Kind den Fußball.

Verbendstellung

In der deutschen Sprache stehen flektierte Verben in Nebensätzen in Endstellung, d. h. am Ende des Nebensatzes.

→ Ich nehme den Regenschirm mit, weil es draußen regnet.

→ Während ich lernte, ging er zum Fußballtraining.

Verberststellung

In der deutschen Sprache stehen flektierte Verben u. a. bei Entscheidungsfragen oder Imperativen in der Erststellung.

→ Gehst du nach Hause?

→ Geh endlich nach Hause!

Verbzweitstellung

In der deutschen Sprache stehen flektierte Verben in Hauptsätzen in Zweitstellung, d. h. nach dem Subjekt bzw. einem → topikalisierten Element.

→ Du gehst nach Hause.

→ Wann backen wir einen Kuchen.

Vollverb

Als Vollverben werden die Verben bezeichnet, die alleinstehend das Prädikat eines Satzes bilden können.

→ Ich singe im Chor.

→ Der Vater spielt mit seinen Kindern.

Wortfamilie

Zu einer Wortfamilie gehören Wörter, die den gleichen Wortstamm haben.

→ backen, Bäcker, gebacken, Backstube

→ fahren, Fahrer, Fahrt, abgefahren